JN261822

The series of Biostatistics

バイオ統計シリーズ ❷

シリーズ編集委員：柳川　堯・赤澤宏平・折笠秀樹・角間辰之

臨床試験のデザインと解析
―薬剤開発のためのバイオ統計―

角間辰之・服部　聡　著

近代科学社

◆ 読者の皆さまへ ◆

小社の出版物をご愛読くださいまして，まことに有り難うございます．

おかげさまで，(株)近代科学社は 1959 年の創立以来，2009 年をもって 50 周年を迎えることができました．これも，ひとえに皆さまの温かいご支援の賜物と存じ，衷心より御礼申し上げます．

この機に小社では，全出版物に対して UD（ユニバーサル・デザイン）を基本コンセプトに掲げ，そのユーザビリティ性の追究を徹底してまいる所存でおります．

本書を通じまして何かお気づきの事柄がございましたら，ぜひ以下の「お問合せ先」までご一報くださいますようお願いいたします．

お問合せ先：reader@kindaikagaku.co.jp

なお，本書の制作には，以下が各プロセスに関与いたしました：

- 企画：小山　透
- 編集：大塚浩昭
- 組版：LaTeX／藤原印刷
- 印刷：藤原印刷
- 製本：藤原印刷
- 資材管理：藤原印刷
- カバー・表紙デザイン：川崎デザイン
- 広報宣伝・営業：冨髙琢磨，山口幸治

- 本書の複製権・翻訳権・譲渡権は株式会社近代科学社が保有します．
- [JCOPY]〈(社)出版者著作権管理機構 委託出版物〉
  本書の無断複写は著作権法上での例外を除き禁じられています．
  複写される場合は，そのつど事前に(社)出版者著作権管理機構
  （電話 03-3513-6969，FAX 03-3513-6979，e-mail: info@jcopy.or.jp）の
  許諾を得てください．

バイオ統計シリーズ　刊行にあたって

　医学に関連した統計学は，臨床統計学，医薬統計学，医用統計学，生物統計学など様々な用語でよばれている．用語が統一されていないことは，この分野が急激に発展中の新興分野であり学問としてのイメージが未だ醸成されていないことをあらわしていると考えられる．特に，近年医学では根拠に基づく医学 (Evidence based medicine, EBM) が重視され，EBM 推進ツールの一つとして統計学が重視されている．また，遺伝子・タンパク質などの機能解析に関する方法論の開発やその情報を利用するオーダメイド医療の開発，さらに開発された医療の安全性の検証や有効性の証明など様々な場面で統計学が必要とされ，これら新しい分野で統計学は急激に発展している．従来の研究課題にこれら重要な研究課題を加えた新しい学問分野の創生と体系的発展が，今わが国で最も期待されているところである．

　私どもは，この新しい学問分野を「バイオ統計学」とよび，バイオ統計学を「ライフサイエンスの研究対象全般を網羅する数理学的研究」と位置づけることにした．

　バイオ統計学の特徴は，基本的にヒトを対象とすることである．ヒトには年齢，性，病歴，遺伝的特性など一人として同じ者はいない．また，気まぐれであり，研究の途中での協力拒否や転居などから生じる脱落データが多く，さらに人体実験が許されないなどの制約もある．その中で臨床試験のような一種の人体実験を倫理的な要請を満たし，かつ科学的に行うためには独特の研究計画や方法が必要とされる．また，交絡因子の影響を排除して，長期間観察して得られた観察データから必要な情報を抽出するための新しい方法論も近年急速に発展している．さらに，長期間継続観察をしなくても必要な情報が抽出できるケース・コントロール研究などの手法が発展しているし，ゲノムやタン

バイオ統計学

ライフサイエンスの研究対象全般を
網羅する数理学的研究

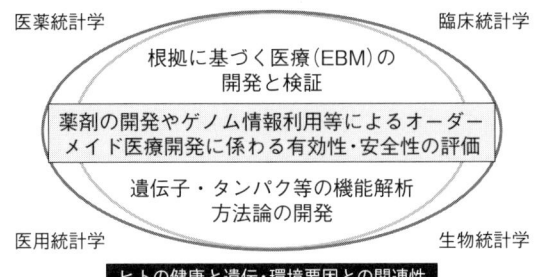

医薬統計学　　　　　　　　　　　　　臨床統計学

　　　　　根拠に基づく医療(EBM)の
　　　　　　　　開発と検証
　　薬剤の開発やゲノム情報利用等によるオーダー
　　メイド医療開発に係わる有効性・安全性の評価
　　　　　遺伝子・タンパク等の機能解析
　　　　　　　方法論の開発

医用統計学　　　　　　　　　　　　　生物統計学

ヒトの健康と遺伝・環境要因との関連性

　パク質の情報を臨床データと関連させ，オーダメイド医療へ道を開く統計的方法も急速に発展している．

　本シリーズは，バイオ統計学が対象とする「臨床」，「環境」，「ゲノム」の分野ごとに具体的なデータを中心にすえて，確率的推論，データ収集の計画，データ解析の基礎と方法を明快に分かりやすく述べたわが国初めてのバイオ統計学テキストシリーズである．シリーズの構成は，次のようである．

第1巻：バイオ統計の基礎 — 医薬統計入門
　　　　ベイズの定理とその応用，統計的推定・検定，分散分析，回帰分析，ロジスティック回帰分析の基礎を解説する．

第2巻：臨床試験のデザインと解析 — 薬剤開発のためのバイオ統計
　　　　バイオ統計学の視座に基づいて臨床試験のプロトコル作成，症例数設計，さまざまな研究デザインと解析の要点を数理的・系統的に解説する．(本書)

第3巻：サバイバルデータの解析 — 生存時間とイベントヒストリデータ
　　　　生存時間データ解析とイベントヒストリデータ解析の基本的な考え方，数理，および解析の方法を懇切丁寧に解説する．

第 4 巻：医療・臨床データチュートリアル ─ 臨床データの解析事例集
　　　　臨床データの実例とデータ解析の事例を集め，解説と演習を提供した本シリーズのハイライトとなる事例集である．

第 5 巻：観察データの多変量解析 ─ 疫学データの因果分析
　　　　観察データはバイアスや交絡因子の影響から逃れることができない．これらの影響を最小にする工夫として，従来の疫学的方法論に加え，新しく発展したプロペンシティ・スコア法やカテゴリカルデータ解析法を解説する．

第 6 巻：ゲノム創薬のためのバイオ統計 ─ 遺伝子情報解析の基礎と臨床応用　ゲノムサイエンスの基礎，および遺伝子情報の臨床利用に関わるバイオ統計学として遺伝子マーカー解析を解説する．

　本シリーズの各巻は，久留米大学大学院医学研究科バイオ統計学修士課程，東京理科大学医薬統計コース，富山大学医学部，新潟大学医学部などにおいて過去 4 年間にわたって行われた講義の講義ノートに基づいて執筆されている．したがって，簡明で，分かりやすい．また，数式なども最低のレベルにおさえられており，臨床試験にかかわる医師，薬剤師，バイオ統計家，臨床コーディネータ (CRC) などが独習できるように工夫されている．本シリーズの各巻がバイオ統計学テキストとして大学や社会人教育の場において，広く採用され，バイオ統計学発展の礎となればこれに優る喜びはない．

　最後になるが，本シリーズは平成 15 年度文部科学省科学技術振興調整費振興分野人材養成プログラムに採択され久留米大学大学院医学研究科に開設されたバイオ統計学修士・博士課程講義の中から生まれた講義テキストを編集し直したものである．ご支援いただいた文部科学省科学技術・学術政策局，独立行政法人科学技術振興機構 (JST)，ならびに久留米大学の皆様に心より感謝申し上げる．

シリーズ編集委員一同
柳川 堯, 赤澤 宏平, 折笠 秀樹, 角間 辰之

刊行に寄せて

　本書は，二人の卓越したバイオ統計家によって書かれた臨床試験のテキストである．

　臨床試験は専門知識を有する多数の有能な人材を要し，相当な費用をかけ，長期間にわたって実施される複雑な科学的試験であるが，その計画と解析の柱はバイオ統計学である．特に，薬剤等の許認可を目的として主に製薬企業によって実施される治験とよばれる臨床試験は「ICH E9 臨床試験のための統計的原則」(ICH Guidelines for Biostatisticians in Industry) に準拠して実施されなければならない．このため，久留米大学大学院医科学研究科修士課程（バイオ統計学群），および博士課程（バイオ統計学）では，バイオ統計学の3本柱の一つに臨床試験を取り上げ「臨床試験の基礎とデータ解析」（2単位：角間），「プロトコル作成と研究デザイン」（1単位：服部），「プロトコル作成と研究デザイン実習」（1単位：服部）等の講義を行ってきた．本書は，これらの講義の講義ノートに基づいて執筆されている．バイオ統計学に基づく臨床試験の分かりやすい入門・専門書となっている．

　著者の角間辰之教授は，米国 Yale 大学大学院修士課程・博士課程においてバイオ統計学を学び，Ph.D 取得後約12年 Cornel 大学医学部において，バイオ統計家として多くの臨床研究の計画・解析を主導してきた．NIHへの臨床研究の研究費申請，FDA 許認可のための臨床試験等に関しておそらくわが国で最も豊富な経験をもつバイオ統計学の第一人者である．もう一人の著者である服部　聡准教授は，国内製薬企業において数多くの臨床試験の統計解析実務に携わる傍ら，社会人学生として大学院でバイオ統計学を学び，実務経験を一般化・普遍化して新しい理論を開拓し博士号（臨床統計）を取得し

た新進気鋭のバイオ統計専門家である．二人の協力によって，素晴らしいテキストが出版できたことをとても喜んでいる．

本書の執筆分担は，次のとおりである．
1章：角間，2章：服部，3章：角間，4章：服部，5章（同等性試験）：角間，5章（非劣性試験）：服部，6章：角間，7章：角間，8章：服部
二人の原稿を筆者が調整・編集した．調整・編集に当たっては著者の持ち味をできるだけ生かすように努め，内容の調整に重点をおいた．著者間の用語の統一は，あえて行っていない．例えば，角間担当の章は英語が多用されている．一方，服部担当の章では国内製薬企業で定着しつつある用語が使われている．戸惑う読者もおられることと推察する．しかしながら，英語と日本語の統計用語の差異には，単なる用語のそれを超えて統計学にかかわる考え方の深い差異が潜んでいる．今日，臨床試験は国境を越えて実施されることが多い．本書の読者には，その差異の中から考え方の違いまで学んでいただき，グローバル化した臨床試験を舞台として国境を越えて活躍していただきたいと願っている．

本書は，臨床試験の主な話題がかなりの深さまで要領よく解説されているが，限られた紙数という制約もあり割愛された内容も多い．本書がきっかけとなって久留米大学大学院医学研究科で行われている講義を受講し，臨床試験のバイオ統計学を極めたいと希望する方々が増えることを期待したい．

最後になったが，本書の出版にあたって近代科学社代表取締役社長小山透さん，編集部の大塚浩昭さんに大変お世話になった．心より感謝申し上げたい．

シリーズ編集委員
柳川　堯

目 次

第1章 臨床試験とバイオ統計　　1

- 1.1 バイオ統計の視点でとらえた臨床試験 1
  - 1.1.1 臨床試験の概要 1
  - 1.1.2 過程としての臨床試験 2
  - 1.1.3 問題提起と仮説 4
  - 1.1.4 試験デザイン 5
  - 1.1.5 データ収集とデータ管理 6
  - 1.1.6 データ解析 7

第2章 無作為割付けとマスク化　　11

- 2.1 マスク化 11
- 2.2 無作為割付け 14
  - 2.2.1 無作為割付けの必要性 14
  - 2.2.2 固定割付けの方法 15
  - 2.2.3 動的割付けの方法 20
- 2.3 無作為化試験の統計解析 22
  - 2.3.1 解析対象集団 22
  - 2.3.2 統計解析 25
  - 2.3.3 内的妥当性，外的妥当性，部分集団解析 25

第3章　症例数の設定　　29

- 3.1 症例数設定の重要性 29
  - 3.1.1 科学的根拠を高める 29
  - 3.1.2 倫理的側面 30
- 3.2 統計的仮説 31
- 3.3 統計的検定 35
  - 3.3.1 検出力関数 $\beta(\mu)$ 37
  - 3.3.2 水準 α とサイズ α 検定 38
  - 3.3.3 棄却域 $\{T(x) \geq c\}$ の設定 39
- 3.4 一標本における症例数の設定 42
  - 3.4.1 片側検定 $H : \mu \leq \mu_0, K : \mu > \mu_0$ の場合 42
  - 3.4.2 両側検定 $H : \mu = \mu_0, K : \mu \neq \mu_0$ の場合 45
  - 3.4.3 非劣性の仮説検定に必要な症例数 48
  - 3.4.4 同等性の仮説検定に必要な症例数 49

第4章　中間解析　　57

- 4.1 中間解析の目的と問題点 57
- 4.2 くり返し仮説検定 60
  - 4.2.1 Slud–Wei 法 60
  - 4.2.2 アルファ消費関数法 62
  - 4.2.3 生存時間解析での中間解析 69
  - 4.2.4 アルファ消費関数法を適用する際の留意点 72
  - 4.2.5 アルファ消費関数法の適用例 73
- 4.3 確率打ち切り法 76
- 4.4 独立データモニタリング委員会 80

第5章　同等性試験と非劣性試験　　83

- 5.1 同等性試験 83
  - 5.1.1 同等性試験での仮説と検定 83
  - 5.1.2 同等性マージン 84
  - 5.1.3 検定法 TOST の手順 84
  - 5.1.4 TOST の有意水準の妥当性 86
  - 5.1.5 TOST 法による同等性検定と信頼区間 87
- 5.2 非劣性試験 88
- 5.3 非劣性試験の問題点 92
  - 5.3.1 非劣性試験における解析対象集団 92
  - 5.3.2 アッセイセンシティビティ 93
  - 5.3.3 非劣性試験での Δ の選択 94

第6章　Pre-Post 試験のデータ解析　　99

- 6.1 Pre-Post 試験とは 99
- 6.2 Pre 値の影響を調整しない介入効果の評価 100
  - 6.2.1 介入効果の定義 100
  - 6.2.2 介入効果 $\tau(b)$ の仮説検定 102
  - 6.2.3 Pre 値にアンバランスがある場合の $\tau(0)$ と $\tau(1)$ ... 106
- 6.3 Pre 値の影響を調整する介入効果の評価 107
  - 6.3.1 共分散分析 107
  - 6.3.2 共分散分析モデルにおける介入効果 111
  - 6.3.3 類似モデルによる共分散分析 117
  - 6.3.4 解析ソフト 121
- 6.4 Change-Point Regression Model (CPRM) 121
  - 6.4.1 CPRM モデル 122
- 6.5 症例数の設定 125

第 7 章　Cross-Over 試験のデータ解析　　　　　　　　133

- 7.1　Cross-Over デザイン ... 133
  - 7.1.1　統計モデル ... 134
- 7.2　薬剤効果の検定 ... 139
  - 7.2.1　有意性の検定：考え方 ... 139
  - 7.2.2　σ_ε^2 の推定 ... 141
  - 7.2.3　有意性の検定：具体的な検定方式 ... 141
- 7.3　生物学的同等性の検定 ... 143
  - 7.3.1　TOST による検定 ... 144
  - 7.3.2　信頼区間による方法 ... 145
- 7.4　順序効果，薬剤と時期の交互作用，持ち越し効果 ... 145
- 7.5　症例数の設定 ... 148
- 7.6　SAS Proc Mixed を使ったデータ解析 ... 149

第 8 章　くり返し測定データ　　　　　　　　153

- 8.1　くり返し測定データとは ... 153
- 8.2　線形混合モデル ... 155
  - 8.2.1　線形混合モデルの考え方 ... 155
  - 8.2.2　線形混合モデルの一般的な定義 ... 159
  - 8.2.3　β の推定と検定 ... 161
  - 8.2.4　線形混合モデルによる解析例 ... 164
  - 8.2.5　切片を変量効果とするモデルによる解析 ... 165
  - 8.2.6　切片と回帰係数を変量効果とするモデルによる解析 ... 168
- 8.3　非正規データに対するくり返し測定データの解析 ... 170
  - 8.3.1　一般化線形混合モデル ... 170
  - 8.3.2　一般化線形混合モデルによる解析例 ... 173
  - 8.3.3　一般化推定方程式による方法 ... 174

8.3.4 一般化推定方程式による解析例 177
8.3.5 二つの方法の使い分けと解析結果の解釈 179
8.3.6 欠測データの解析 181

索　引　　　　　　　　　　　　　　　　　　　　　　183

第1章 臨床試験とバイオ統計

1.1 バイオ統計の視点でとらえた臨床試験

1.1.1 臨床試験の概要

臨床試験 (Clinical Trials) は，ヒトを対象として介入の結果を研究する実験研究と定義されている（丹後・上坂編『臨床試験ハンドブック』）．しかしながら，本書では，バイオ統計の視点から，臨床試験は疾病の治療・予防や健康向上を目的に行うケアの効果を吟味する過程ととらえる．ここには，二つのキーワード「ケアの効果」と「過程」が登場する．本章ではこれらのキーワードを通して，臨床試験の骨組について解説する．

ケアとは，疾病の治療・予防や健康向上の役に立ちそうな行為や物を指す．本章では，ケアを **treatment** とよぶことにする．治療薬を treatment とする臨床試験を drug trial というが，treatment は臨床試験の目的に応じて設定される．例えば，手術法，診断法，医療装置，精神療法など様々な treatment の効果が臨床試験で吟味される．

臨床試験では，treatment の効果を科学的に妥当な方法で評価することが求められる．通常，治療薬 A の効果を吟味するために，治療薬 B 投与群を用意し，治療薬 A 投与群と治療薬 B 投与群の効果が比較される．治療薬 B 投与群を **比較群**，あるいは **対照群** とよぶ．治療薬 B はプラセボであってもかまわない．対照群も treatment の場合と同様，臨床試験の目的に応じ様々に設定される．例えば，治療薬 A だけを使用する場合でも，テスト投与量群に対して基準投与量群を対照群として設定できる．あるいは，異なる投与法なども対照群となりうる．二つ以上の treatment 群をもつ臨床試験は，**比較試**

験 (controlled trial) とよばれるが，複数の treatment 効果を比較検討する際，患者を無作為に各 treatment 群に割付けすることが重要となる．無作為割付けが行われた比較試験は，**無作為化臨床試験** (Randomized Controlled Trial: RCT) とよばれる．薬剤を含む大半の treatment の比較試験は RCT で行われており，その有効性は RCT を前提として評価される．

treatment の実施に伴い発生するアウトカムを，被験者・患者から測定しなくてはならない．この際，どのようなアウトカムが科学的に妥当で，treatment の効果を適切に反映しているか，注意深く検討し決定しなくてはいけない．この作業はバイオ統計家を含む様々な分野の専門家によって行われるが，このようにして決定されたアウトカムを，本章では **outcome measure** とよぶ．outcome measure は，主要評価項目，エンドポイント，反応変数，結果変数，従属変数などともよばれる．

臨床試験では，treatment 効果が適切な outcome measure を用いて吟味されるが，データ解析はこの吟味の手段として行われる．データ解析では，treatment を実験因子，複数の treatment を因子の水準としてとらえ，効果を表すパラメータを各水準ごとに推定したり，異なった水準間の効果を比較（仮説検定）したりするなど様々なバイオ統計学の方法を用いて，treatment 効果が吟味される．

このように，臨床試験はいくつもの作業工程から成り立っている．次節では，もう一つのキーワードである**過程**という視点から臨床試験の骨組みを詳しく見ていく．

1.1.2 過程としての臨床試験

臨床試験は専門知識を有する多数の有能な人材を要し，相当な費用をかけ，長期間にわたって実施される複雑な科学的試験 (experiments) である．医薬品開発に関する臨床試験は，ICH ガイドライン等による国際標準化に基づいて実施されている．特に，ヒトを対象とする臨床試験では物理・化学試験と異なり患者・被験者に対する倫理的な配慮が強く求められる．通常，臨床試験の実施にあたっては臨床試験審査委員会 (IRB: Institutional Review Board)

で試験の安全性，具体的な人権保護の方法，科学的妥当性やメリットに関して事前審査を受けなければならない．米国では2000年から国の予算を用いた臨床研究において，主任・共同研究者や試験実施担当者全員に対して臨床試験における被験者保護 (protection on human subjects) の教育が義務づけられている[1]．また，臨床試験実施に携わるスタッフは，IRBオフィスが配布した被験者保護に関するマニュアル (Dunn, C.M and Chadwick G, 1999) を熟読した上で，50～60題の選択問題からなる試験に合格しなければ臨床試験に参加できない制度が導入されている．このマニュアルには，被験者保護の歴史，生命倫理の原則，IRBの役割，臨床試験実施に伴う組織と研究者個人の役割および責任，FDAの薬事規制，試験結果・データの公表など広範囲に渡る内容が網羅されている．

臨床試験には，試験結果を歪める**系統的エラー（バイアス）**や outcome measure のシグナルを相対的に弱めてしまう**ランダムエラー**などが存在する．にもかかわらず，これらのエラーが発生する要因をすべてコントロールするのが困難であるところに，臨床試験の複雑さや難しさがある．綿密な試験計画に基づいて周到に実施された臨床試験でもコントロールできない要因の影響で期待はずれの結果に終わってしまうことがある．臨床試験を成功に導く基本は，臨床試験全体の流れを理解し，エラーが起こる可能性を最小限におさえる工夫と，取得したい情報を最大限引き出す工夫を臨床試験に適切に組み入れていくことが重要である．そのためには，臨床試験をプロセスとして把握し，プロセスの各過程とバイオ統計との関連性について検討をくり返すことが不可欠である．

図1.1に，プロセスとしての臨床試験を示した．図に示されたように，臨床試験のプロセスはお互いに連鎖しあう複数の構成部分からなる．各構成部分において，バイオ統計は大きな役割をもっている．中心にある統計から各構成部分へ伸びている矢印の太さが個々の構成部分とバイオ統計の関連性の大きさの程度を示す．試験実施計画の骨子をなす部分でしかも試験実施前に詳細な検討を必要とする構成部分に影がつけてある．「結果の解釈」と「結果

---

[1] http://grants.nih.gov/grants/guide/notice-files/NOT-OD-00-039.html 参照

の発表」以外のすべての構成部分に影がついている．図から，科学的根拠に基づいた試験結果を得るためには，綿密な試験計画の作成が不可欠であること，また，このためにはバイオ統計が不可欠であることが分かる．

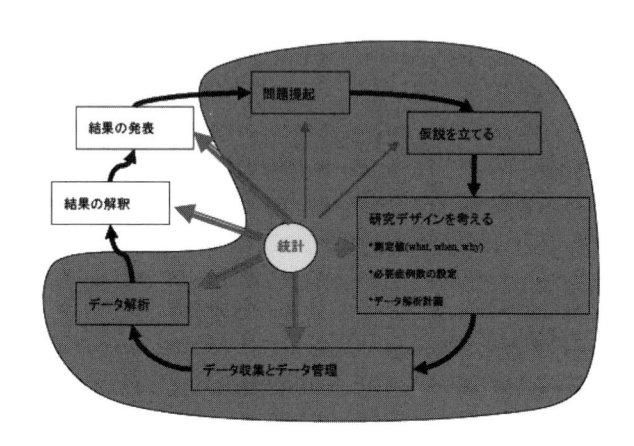

図 1.1　臨床試験のプロセス

1.1.3　問題提起と仮説

図 1.1 について，さらに考えていく．初期段階の「問題提起」および「仮説を立てる」部分は基本的に臨床研究者が行う．ただし，次の「研究デザインを考える」部分では仮説をもとに統計解析計画を立てることになる．ここでは，臨床の言葉で書かれた仮説を統計の言葉に翻訳する作業が必要となる．疾病メカニズム・治療モデルなど臨床の専門知識が必要な仮説を統計モデルへ翻訳する作業では，臨床研究者とバイオ統計家のコミュニケーションが必要不可欠である．Moses, L.E. and Louis, T.A. (1992) は，試験計画立案時からの 2 方向コミュニケーションの重要性について，次のように明快に述べている．

"The results of clinical research often rest on statistical interpretation of numerical data. Thus, effective collaboration between clinician and statistician can be crucial. Interaction in the planning phases of a project can identify tractable scientific and statistical problems that will need attention and can help avoid intractable ones. The central requirement for successful collaboration is clear, broad, specific, two-way communication on both scientific issues and research roles."

例えば，臨床研究者が治療効果の大きさと患者の年齢に相関があると記述された仮説を統計家に渡したとしよう．統計用語である相関がこの仮説に書かれているが，臨床研究者の考えている相関と統計家の考える統計用語としての相関とは必ずしも一致しない．両者のコミュニケーションが悪いと，この仮説の検討が相関係数の推定だけで終わってしまう可能性がある．しかし，臨床研究者が考えている仮説は，「治療効果のメカニズムに年齢が関与しており，加齢現象と治療効果の間の非線形な関連性を統計モデルを用いて検討したい」であるかもしれない．もしもそうなら，相関係数では仮説の検証に不十分であることは明らかである．

Moses and Louis の言う "successful collaboration" を実現させるためには，効果指標の選択，測定時期と回数，治療効果モデルと統計解析プランの提案など，試験デザイン立案時の重要事項について臨床的・医学的側面と統計的側面のすり合わせが必要である．

1.1.4 試験デザイン

図 1.1 について，さらに考える．「研究デザインを考える」は，臨床試験のロードマップとなる試験計画書の立案に際し，エラーを最小にする工夫を始めとして，試験実施に対して考慮すべきさまざまな点を考えるすべてのプロセスを指している．並行群間試験，クロスオーバー試験，要因試験，漸増法試験，固定用量用量反応試験などの具体的なデザインを決定するプロセスだけを指しているのではない．

系統的エラーとランダムエラーを最小にし，シグナルである treatment 効

果を相対的に大きくする工夫を**デザイン要素**とよぶことにする．各デザイン要素は多面的で一意に分類できるものではないが，outcome measure の選択，測定のタイミングと頻度，必要症例数の推定，適切な統計解析手法の選択などのデザイン要素はシグナルに影響を与える可能性が強い．例えば，感度の悪い outcome measure の使用，症例数不足はシグナルの質と量を低下させる．

無作為化割付や盲検化，データ収集・管理の品質管理は系統的エラーと関係している．無作為割付けは，研究者がコントロールできない要因を群間で均等にする．他方，盲検化は評価バイアスをおさえる．また，対照群の選択や，選択・除外基準の設定は科学的根拠の度合いや結果の一般化に関連している．欠陥のある試験デザインは致命的で，どんな最新の統計手法を用いてもデータの科学的信頼性，妥当性の欠如を補正することはできない．

筆者は，米国在住中に NIH(National Institutes of Health) の科学研究費による数多くの臨床試験に分担・共同研究者として参加した．NIH 研究費申請書は，本文 (research plan) 25 ページ以内という制限があり，研究者リスト，予算，施設などの本文以外のページを加えると全体で 100 ページに及ぶ分量になることがよくあった．Research plan には aims, hypotheses, design, methods, data analyses などのセクションがあり，各セクションにおいて科学的妥当性・有効性を理論的に積み上げた上で臨床試験計画書（プロトコル）を作成することが要求された．ちなみに，バイオ統計専門家が共同研究者として参画していない試験実施計画書は必要な人材が確保できていないと見なされ，研究費採択審査で非常に不利となっていた．

1.1.5 データ収集とデータ管理

図 1.1 について，さらに考える．試験実施計画書ができ上がった時点で臨床試験が開始され「データ収集とデータ管理」プロセスに移行する．この部分での主な仕事は，正確で信頼性があり使い勝手のよいデータベースの構築であると受け止められやすいが，単なるデータベースの構築ではない．仕事の内容を詳しく見ていくと，この部分には，患者のリクルートおよびモニタリングに関するデータベース作成・管理 (research coordination)，データ入

力と入力エラー修正の方法 (data acquisition/quallity control)，データベースの定期的な現状報告やコードブック作成 (documentation) など，様々な役割がある．次の「データ解析」部分へプロセスが移行するとき，解析用データは統計解析ソフトにエクスポートされることになるが，データ解析時にデータマネージメントをやり直さざるを得ない破目になり時間を浪費する事例が予想以上に頻繁に起きている．データマネジメントからデータ解析にスムーズに移行するためには，データベース構築の担当者も臨床試験に関する基礎知識が必要である．例えば，各測定項目につける変数名の選び方や欠損値の定義と扱いなどの事項は，データマネージャーと統計解析担当者の間で事前に話し合っておく必要がある．臨床研究施設や医学部で専属のバイオ統計専門家を雇用していれば，臨床試験に携わるスタッフに対して定期的に実践トレーニングプログラムを実施することが可能で，これを行っておくとエラー防止と臨床試験の効率化にとても有効である．製薬企業や受託臨床試験機関 (CRO) においても，データマネジメント部門と統計解析部門が密接に連携できる環境が重要で，臨床試験実施の上でとても有効である．

1.1.6 データ解析

図 1.1 について，さらに考える．解析用データの準備が整うと「データ解析」のプロセスに入る．通常，データ解析は統計解析計画に基づいて行われるが，研究者とデータ解析者のコミュニケーションが不足しているため，20 時間かけたデータ解析が実は研究者の考えていた解析とは異なっていて，データ解析をやり直さざるをえない事例が現場でかなり頻繁に起こっている．コミュニケーションは「結果の解釈」と「結果発表」においても引き続き重要となる．統計解析結果を臨床的に解釈し，論文化するのがこのプロセスであるが，統計的に有意な結果でも臨床的に重要でないケースもあればその逆もある．最近は多くの欧米学術雑誌で，統計専門家も参加した論文審査が行われるようになった．その結果，p 値だけの記述で有意差を主張する論文が減り，リスク比やオッズ比とその信頼区間といった臨床的に解釈しやすい統計結果を報告する方向へ変わりつつある．筆者は医学雑誌の統計レビューを長年担当したが，「誤った」統計解析手法を用いた論文より，統計解析手法は「正し

い」が，解析結果の解釈を誤った論文のほうに大きな問題があるという印象を抱いている．前者は適切な統計解析を示唆することで解決するが，後者は論文の結論と直結していることから大幅な修正が必要となり，時には論文全体の品質についてさえ懐疑的になるからである．

　以上，臨床試験の流れをプロセスとしてとらえプロセスの各構成部分をバイオ統計学の視点から解説した．全ての構成部分にバイオ統計学が深く係わり，臨床試験計画作成の段階，特に研究デザインと統計解析計画の立案時にはバイオ統計学のインプットが必要不可欠であることを理解していただけたと思う．わが国では，研究者とうまくコミュニケーションを取りながらお互いにパートナーとして協力しあえるバイオ統計専門家の数が不足している．裏を返すと，臨床試験の現場では有能なバイオ統計家が活躍できる場が沢山あるということである．

　本書では，2章～5章で「試験計画立案時に考慮する事項」を解説する．すなわち，2章でバイアスを回避する手法として「無作為割付けとマスク化」，3章で試験実施への前提条件として「症例数の設定」，4章で試験実施上の考慮として「中間解析」，5章で比較の形式として「非劣性試験と同等性試験」について解説する．試験計画立案時に考慮すべき事項はこの他にもさまざまある．これらの事項の解説については，臨床試験の方法論に関する文献（Bailarら (1992), 折笠 (1995), Piantadosi(1997)）を参考にされたい．6章～8章では，よく用いられる臨床試験デザインの下における統計解析について解説する．すなわち，6章は「Pre-Post試験のデータ解析」，7章は「Cross-Over試験のデータ解析」，8章は「くり返し測定データの解析」である．

参考文献

Dunn, C.M and Chadwick G. (1999): *Protecting Study Volunteers in Research: A Mannual for Investigative Sites.* Center Watch, Boston.

J.C. Bailar III, F. Mosteller 編, 津谷喜一郎・折笠秀樹監訳：医学統計学の活用 New England Journal of Medicine のエッセンス, サイエンティスト社, 1986 年 （Moses, L.E. and Louis, T.A. (1992): Statistical Consultation in Clinical Research: A Two-Way Street. In JC Bailar and F Mosteller(eds.), *Medical Uses of Statistics* (2ed) (349–356）.

折笠秀樹, 臨床研究デザイン 医学研究における統計入門, 真興交易医書出版部, 1995.

Piantadosi S. (1997): *Clinical Traials A Methodlogic Perspective*, Wiley, New York.

第2章　無作為割付けとマスク化

2.1　マスク化

　ある治療の有効性を調べる場合，対照となる治療を設定し，治療を無作為に被験者に割り付けた上で比較が行われることが多い．このとき，どの治療を割り付けたかを被験者に明らかにすると，治療効果にバイアスが生じうる．その一つの可能性は，どの治療を割り付けられたかを被験者が知ることによって，被験者の治療に対する意欲が影響される場合である．例えば，治療効果が大いに期待される試験治療で，被験者がその治療へ割り付けられることを期待している場合には，期待どおりに試験治療による治療がなされている場合と，期待に反して対照治療がなされる場合とでは，被験者の治療に対する取組みが変わり，たとえ試験治療と対照治療の効果に差がないとしても，試験治療に割り付けられた被験者に，より高い有効性が観察されてしまうことがある．この効果は**プラセボ効果**とよばれ，治療効果を評価する際のバイアスとなる．

　また，期待していない治療に割り付けられていることを知ることで，期待される治療効果が得られないと考え，被験者が早期に同意を撤回する可能性が高まることもありえる．その場合には，主要評価項目の評価が行われないことになり，いわゆる脱落を伴った不完全データが生み出されることになる．不完全データの解析手法は多く提案されているが，一般には解析法が複雑で，きちんとデータがとられた場合に比べて，解釈が困難な解析結果となることが多い．これらは，割り付けられた治療を被験者が知ることによって生じうるバイアスである．

　被験者自身への影響以外に，担当医師がどの治療が割り付けられたかを知ることで，治療効果の評価が歪められる場合がある．例えば，何らかの形で

医師が試験治療に係わっている場合，割り付けられた治療の効果への期待あるいは予想により，治療効果がゆがめられる可能性がある．以前は，主治医による総合評価が，治療効果の評価項目として広く用いられていた．このような主観性の強い評価項目の場合には，医師の試験治療に対する期待によって評価が歪められやすい．被験者にどの治療を割り付けたかを医師が知ることによって生じるこのようなバイアスや，被験者が割り付けられた治療を知ることによって"生じうる"上に述べたようなバイアスを避けるためには，被験者あるいは担当医師に対して，割付け治療を開示しないことが有効である．このことを**盲検化**あるいは**マスク化**という．被験者ならびに担当医師の両者に盲検化を行う場合を**二重盲検**といい，被験者のみに対して盲検化する場合に**単盲検**という．

　試験治療と対照治療は，一般には投与方法が異なることから，実際に盲検化を行う場合には，プラセボを用いて，両群での投与方法が区別できないように工夫する必要がある．例えば，試験治療がA薬を1日2回朝・夕に投与する経口薬であり，対照治療が朝投与する1日1回投与の経口薬であるとすると，試験治療群に割り付けられた症例に対しては，朝はA薬とB薬のプラセボ，夕方にはA薬を投与し，対照治療群に割り付けられた症例に対しては，朝はA薬のプラセボとB薬，夕方にはA薬のプラセボを投与することになる．このような方法で，割付け治療がマスクされるためには，プラセボが外観・味などにより薬剤と区別されないことが要求される．投与法によっては，プラセボを用いてもマスク化が困難な場合が生じる．典型的な例は，投与日の異なる静注による二つの治療を比べるような場合である．プラセボによってマスク化を行うと，通常の治療の倍の回数の静脈注射を被験者に強いることとなり，倫理的な観点より，一般的には実施が困難である．

　このように倫理的な観点からマスク化が困難な場合は，試験治療を被験者および担当医師に開示して行う**オープンラベル試験**が実施されることになる．その際には，割付治療がマスクされていないことによるバイアスが混入しないように，最大の工夫をすることが必要である．例えば，担当医師に対してマスク化がされていないことより生じる担当医師による薬効評価のバイアス

表 2.1 Capecitabine の 5FU/lv に対する非劣性試験における担当医師評価と委員会評価

	奏効率（95%信頼区間）	
	評価委員会による評価	主治医による評価
Capecitabine	57/301=18.9% （95%CI:14.7,23.8%）	80/301=26.6% （95%CI:21.7,32.0%）
5FU/lv	45/301=15.0% （95%CI:11.1, 19.5%）	54/301=17.9% （95%CI:13.8,22.8%）
差	3.9% （95%CI:-2.3,10.3%）	8.6% （95%CI:1.7,15.6%）

に対しては，評価項目をより客観的なものとすることで，主観による判断が入りにくくすることができる．

このような客観的な評価項目は，**ハードな評価項目**とよばれ，主観性の強い評価項目は**ソフトな評価項目**とよばれることがある．評価項目がハードであるかあるいはソフトであるかは，必ずしもはっきりと区別されるものではないが，生存期間あるいは臨床検査値などはハードな評価項目といえると考えられる．主治医による総合評価あるいは被験者による自記式の質問票による生活の質 (quality of life) の評価などは，ソフトな評価項目といえるものと考えられる．評価項目はよりハードなものとなるように，評価方法をできる限り客観的なものとすることが望ましい．それでも主観的な要素が入りうる状況はしばしば生ずる．例えば，抗悪性腫瘍薬剤の投与による腫瘍の消失を評価する際，CT 画像を基に評価を行うが，画像から腫瘍の大きさを評価する際に主観的な判断が入り込む可能性がある．そのため，画像の評価を担当医師とは独立の委員会により，割付け治療をマスクした上で行うなどの工夫が必要である．

例 2.1 表 2.1 は，大腸癌患者に対する，5FU の静注投与とロイコボリン (lv) の併用療法を対照とした Capecitabine の臨床第三相オープンラベル試験の結果である (Cutsen, et al. 2001)．この試験では，奏効率を主要な評価項目としており，担当医師による評価に加え，担当医師とは独立な委員会による評価が行われた．表 2.1 より，担当医師による評価では Capecitabine 群の

奏効率が有意に高かったが，委員会評価では2群間の差は小さく有意な差が示されなかったことが分かる．

評価項目の評価の客観性を高めることの重要性は，オープンラベル試験に特有のことではなく，たとえマスク化を行っていたとしても行うべきことである．オープンラベル試験の場合には，特にその重要性が高いということである．

マスク化が行われたとしても，試験実施上の様々な理由から，割り付けられた治療が推察できてしまい，マスク化が機能しなくなることも起こりうる．このような状態は，**予見性**があるといわれる．例えば，臨床試験においては，試験薬剤の薬物動態の把握のために，血中濃度の測定が行われることがよくある．担当医師に血中濃度の測定結果が開示されると割付けられた治療が分かってしまうことになる．また，一方の試験薬剤の作用機序から，投与後にある臨床検査値が変動したり，特徴的な有害事象が発現しやすくなる場合がある．このような場合には，予見性が生じる可能性，つまり，マスク化がうまく機能しない可能性がある．

予見性が生じる他の例として，無作為割付けを行う際にブロック化とよばれる方法を用いる場合がある．ブロック化については無作為割付けの章で説明するが，このときブロックサイズが担当医師に開示されると，一部の症例の割付けが推察できてしまうことが生じる．担当医師がブロックサイズを知る必要は，試験の実施上全くないので，ブロックサイズは試験実施計画書に明記するべきではない．症例の割付けが推察できそうな場合には，ブロックサイズをランダムに決定する方法も考えられる．

以上に述べたように，マスク化を実施する際には，予見性がないように，できうる限りの工夫を積み重ねる必要がある．

2.2　無作為割付け

2.2.1　無作為割付けの必要性

複数の治療法がある場合，日常診療では治療法は被験者の状態に応じて適

用される．しかしながら，治療法の有効性を比較する際には，被験者の状態に応じて治療法を選択すると有効性の比較が困難となる．各治療法で治療を受けた被験者の背景が大きく異なる可能性があるからである．

簡単のため，試験治療を新規治療法，対照治療を既存の治療法として，試験治療法と対照治療法の二つの治療法の比較について考える．一般に新規治療である試験治療に対しては期待が大きく，被験者の状態，あるいは希望にしたがって治療を割り付けると，より重症度の高い被験者が試験治療に割り付けられてしまうことが起こる．このとき，試験治療群のほうに，より有効性が期待しにくい被験者が多く組み入れられることとなり，適切な比較ができない．

二つの治療法を適切に比較するには，両群に含まれる被験者が同様の患者背景を有している必要がある．このような状態は**比較可能性**があるといわれる．比較可能性を有するようにするための方法が**無作為割付け**である．無作為割付とは，読んで字のごとく，各被験者への治療の割付けを無作為に決定することである．無作為に決定するわけであるから，各被験者はどちらの治療法で治療することになるか分からなく，したがって希望する治療が受けられない可能性がある．被験者は，新規治療への期待を込めて試験に参加する場合が多いと考えられる．もしそうなら，無作為割付けはこのような被験者の期待を断つ可能性がある．このことは，被験者にとって残念なことのように思えるが，新規治療の効果や安全性について，期待どおりの明確な根拠が得られているわけではないこと，何よりも被験者の希望にしたがった割付けは，ゆがんだ結論を導くおそれが強く，科学的な根拠に基づく治療を受ける機会を多くの患者さんから奪うことになる．そのことをインフォームドコンセントの際に十分説明し，被験者の理解を得ておく必要がある．

2.2.2　固定割付けの方法

無作為化の方法としては，大きく分けて**固定割付け**あるいは**静的割付け**とよばれるものと，**動的割付け**とよばれるものがある．固定割付としては，**単純無作為化**，**層別割付け法**とよばれるものがあり，さらにそれぞれにブロック

化という方法を組み合わせた，**置換ブロック法**および**層別置換ブロック法**とよばれる方法がある．これらの方法は，試験開始時に割付けが行われる方法であり，そのため，固定割付けあるいは静的割付けとよばれる．

まず，単純無作為化について解説する．単純無作為化は，各治療群に事前に決めた割合で症例を組み入れる方法である．例として，A 群と B 群の二群比較の場合を考えることにする．症例数を N とし，それぞれの群にほぼ同数の症例を組み入れることを意図した単純無作為化割付けを行うには，確率 0.5 で 1，確率 0.5 で 0 をとる二値確率変数 X，すなわち，Bin(1,0.5) に従う確率変数 X を独立に N 個発生させればよい．例えば，$N = 10$ の場合には，

$$0,0,1,1,1,0,1,0,0,0$$

といった系列が得られるので，0 を A 群，1 を B 群と考えて，最初の症例は A 群，2 番目の症例は A 群，3 番目の症例は B 群という具合に割付ける．Bin(1,0.5) に従う確率変数 X を発生させるには，ほとんどの統計関連のソフトウェアに組み込まれている擬似乱数を生成する関数を用いることができる．例えば，フリーの統計解析ソフトウェアである R によるプログラムコードは以下のようになる．

```
n<-10
rcode<-rep(0,n)
rbinom(n,size=1,prob=0.5)
```

実行結果は，例えば

```
[1] 0 0 1 0 1 0 1 1 1 0
```

のようになる．さらに，R では無作為抽出を行う関数 *sample* が用意されている．この関数を利用すると

```
n<-10
sample(0:1,n,replace=TRUE)
```

とすることで，同様の出力

[1] 1 0 0 1 0 0 0 0 1 1

が得られる．0,1 からのサンプルではなく，例えば A, B からのサンプルも以下のようにして可能である．

```
n<-10
block<-c("A","B")
sample(block,n,replace=TRUE)
```

この結果は，例えば

[1] "B" "B" "A" "B" "A" "B" "A" "B" "A" "A"

のように出力される．

　単純無作為化を用いた場合，平均的には 2 群の症例数はほぼ同じとなるが，割付ける症例数が多くない場合には，2 群の症例数に違いが生じうる．2 群の症例数の差が大きく異なることをさけるには，適当な長さを単位として無作為化を行えばよい．この無作為化を行う単位は**ブロック**とよばれ，通常は 4～10 程度の長さに設定される．この長さのことを**ブロックサイズ**とよぶ．例えば 2 群にほぼ等しい症例数を割り付けるとし，ブロックサイズを 4 とする．ブロック内では A 群，B 群の被験者数を同数，つまり 2 例づつとする．すると，長さ 4 のブロックとして考えられるものとして

$$0011, \quad 0101, \quad 0110, \quad 1001, \quad 1010, \quad 1100 \qquad (2.1)$$

の 6 通りがある．このブロックを無作為に並べると，例えば

$$1100 \quad 1001 \quad 0110 \quad 0101 \quad \ldots\ldots$$

という具合になる．そこで，各症例に左から順に治療の割付けを行えばよい．このようにすると症例数が何例であっても，2 群での症例数の差は高々 2 例ということになる．この方法は**置換ブロック法**とよばれる．置換ブロック法による割付けを行うプログラムを作成するには，(2.1) の系列を順に，1:"0011"，2:"0101" という具合に対応させ，1 から 6 を無作為に並べればよい．R の

$sample$ 関数を用いることで簡単に実行することができる．プログラムコードは，例えば以下のようにすればよい．

```
n<-10
sample(1:6,n,replace=TRUE)
```

この結果は，例えば

```
 [1] 5 1 2 1 4 4 3 2 2 4
```

と出力される．あるいは，

```
n<-10
block<-c("1:0011","2:0101","3:0110","4:1001","5:1010","6:1100")
sample(block,n,replace=TRUE)
```

としておけば，

```
 [1] "4:1001" "4:1001" "2:0101" "5:1010" "5:1010" "1:0011"
 [7] "3:0110" "1:0011" "1:0011" "3:0110"
```

のようにブロックの中身を表示して出力することもできる．

　次に，層別無作為化について解説する．治療効果はすべての患者に対して均一ではなく，効果が出やすい患者と，効果が期待できない患者が存在する．多くの場合，治療効果は患者の背景要因によって異なる．そのような背景要因を**予後因子**とよぶ．例えば，ある胃癌を対象とした薬剤は，高分化癌ではよく効く傾向があったり，また女性に対してより有効である場合がある．このとき，分化度（高分化癌，低分化癌）や性別が予後因子である．予後因子がある場合，予後因子の分布が2群間で異なると，比較可能性が失われる．単純無作為化を適用することで，平均的に予後因子を含めて背景要因の分布は群間で偏らなくすることができる．しかしながら，あくまで「平均的に」ということである．

　層別無作為化法は，より積極的に予後因子の分布をバランスさせるための

表 2.2 (A) 層別無作為割付けと (B) 層別置換ブロック法

(A)

層	割付コード
高分化癌，男性	0,0,1,1,1,0,1,0,1,1,0,...
高分化癌，女性	1,0,1,0,0,0,1,1,0,1,1,...
低分化癌，男性	1,1,1,0,1,1,0,0,1,0,0,...
低分化癌，女性	1,0,1,1,1,1,0,0,1,0,1,...

(B)

層	割付コード
高分化癌，男性	0011,1010,1100,...
高分化癌，女性	1001,0011,0101,...
低分化癌，男性	1100,0110,0011,...
低分化癌，女性	0101,0011,1001,...

方法である．例えば，胃癌に対する二つの薬剤を比較するとして，両群に 1:1 に症例を組み入れるものとする．いくつかの背景要因が予後因子であることが，当該領域の先行研究から分かっているとしよう．例えば，分化度（高分化癌，低分化癌）と性別が予後因子であるとしよう．この 2 つの因子から，4 通りの被験者の集まり（層）を考えることができる．つまり，（高分化癌,男性），（高分化癌,女性），（低分化癌,男性），（低分化癌,女性）の 4 通りである．層別無作為化法は，この 4 つ層でそれぞれ単純無作為化を実施する方法である．各層内で，2 群の症例数がほぼ 1:1 になることが期待できることから，2 群間で，分化度および性別の分布は類似することが期待される．さらに，この方法に置換ブロック法を組み合わせることも可能であり，**層別置換ブロック法**とよばれる．表 2.2(A) および表 2.2(B) に層別無作為化法および層別置換ブロック法のイメージを示した．

これらの方法により，重要な予後因子がわかっている場合に，その分布を群間で類似させることが可能となる．しかしながら，この方法で扱える因子はあまり多くないことに注意しよう．例えば，分化度あるいは性別のような 2 カテゴリからなる背景因子 10 個を取り上げるとすると，層の数は $2^{10} = 984$ と 1,000 近い層ができることになる．仮に計画している試験の目標症例数が

10,000例であったとしても,各層には平均的に10例程度しか含まれず,ほとんどの層で被験者が極めて少なくなる.このような状況では無作為化は意味をなさない.そのため,層別無作為化を適用する際には,層別する予後因子は,本当に重要ないくつかに限定することが重要である.一般的には多くても3個程度の予後因子に絞るべきである.

2.2.3 動的割付けの方法

実際の医学研究では予後因子の候補はたくさん存在し,予後因子の個数を3個程度に絞ることは必ずしも容易ではない.多数の予後因子を考慮することのできる方法が望まれる.**最小化法**は,多数の予後因子の全体的なバランスを確保するための方法であり,Pocock and Simon (1975) により提案された.最小化法は,試験前に割付けを決定する層別無作為化とは異なり,試験の進行に合わせて,それまでに組み入れられた症例がどのように割り付けられているかを見ながら,新しい症例の割付けを逐次,適応的に決める割付けであり**動的割付け**とよばれる.

最小化法を具体的に説明しよう.2群間の比較を行うものとし,A群およびB群に症例を割り付ける場合を想定する.まず,最初の症例が試験に登録されたとする.この症例を1:1の確率でA群あるいはB群に割り付ける.2例目以降は,新しい症例がA群に割り付けられた場合とB群に割り付けられた場合とで,2群間での予後因子の不均衡がより小さくなるように割り付ける.

詳細は,次のようである.本来,最小化法は多数の予後因子を割り付ける場合を意図したものであるが,ここでは,説明を簡単にするために,年齢(高齢者,非高齢者)と重症度(軽度,中等度,重度)の2つの予後因子についてバランスをとることを考える.これまでに34例が割り付けられているとして,その割付けの状況が表2.3に与えられているとして,35例目の症例の割付けについて考える.いま,35例目の症例が,47歳(非高齢者)の軽度の症例であるとする.この症例が仮にA群に割り付けられたとすると,35例の割付けの状況は表2.4(A)のようになる.一方,B群に割り付けられたとす

表 2.3 最小化法:35 例目を割り付ける前の割り付け状況

群	年齢		重症度			計
	非高齢者	高齢者	軽度	中等度	重度	
A	9	8	8	4	5	17
B	10	7	8	5	4	17
計	19	15	16	9	9	34

ると表 2.4(B) のようになる.最小化法は,表 2.4(A) の場合と,表 2.4(B) を比べ,予後因子の群間での差が小さいほうをとる.表 2.4(A) の場合,A 群と B 群での非高齢者の症例数の差の絶対値は $|10-10|=0$ となる.同様に高齢者は $|8-7|=1$,軽度の症例は $|9-8|=1$,中等度の症例は $|4-5|=1$,重度の症例は $|5-4|=1$ となる.これをすべて加えた値は,4 となる.他方,表 2.4(B) の場合には,非高齢者は $|9-11|=2$,高齢者は $|8-7|=1$,軽度 $|8-9|=1$,中等度 $|4-5|=1$,重度 $|5-4|=1$ となり,和は 6 となる.したがって,A 群に割り付けたほうが,和が小さく,年齢および重症度の全体的なバランスがとれることになる.

上の説明では,群間の予後因子のバランスを各層での症例数の差の絶対値の和により測ったが,他の指標を用いることも可能である.例えば,各層での症例数の差の絶対値の最大値を小さくするように割り付けるなど,様々な方法が考えられる.バランスの指標を適切に定義すれば,群が 3 つ以上の場合にも同様の方法を用いることができる.

バランスが良くなる群に必ず割り付ける方法は,**決定論的な最小化法**とよばれる.それに対して,バランスが良くなる群に必ず割り付けるのではなく,高い確率でバランスが良くなる群に割り付ける方法を,**非決定論的な最小化法**とぶ.先の例では,35 例目を A 群に割り付けたほうがバランスが良くなるので,例えば 2/3 の確率で A 群に割り付け,1/3 の確率で B 群に割り付ける方法などが考えられる.決定論的な最小化法は,これまでの症例の割り付け状況を知れば次にどちらに割り付けられるかが分かってしまい予見性が生じることとなり得る.さらに,無作為に割り付けることが統計解析の一つの根拠を与えるという理由から,非決定論的な最小化法が推奨されている.

表 2.4　35 例目の割付け：(A)　A 群に割り付けた場合 (B)　B 群に割り付けた場合

(A)

群	年齢		重症度			計
	非高齢者	高齢者	軽度	中等度	重度	
A	**10**	8	**9**	4	5	18
B	10	7	8	5	4	17
計	20	15	17	9	9	35

(B)

群	年齢		重症度			計
	非高齢者	高齢者	軽度	中等度	重度	
A	9	8	8	4	5	17
B	**11**	7	**9**	5	4	18
計	20	15	17	9	9	35

最小化法は実際の臨床試験でも広く用いられている．例えば，HER2 過剰発現乳がん患者を対象とした，Herceptine の術後補助化学療法の有効性を検討した HERA 試験 (Piccart-Gebhart et al. 2005) では，地域・年齢・リンパ節転移数・術前術度補助化学療法の種類・ホルモン受容体の陽性陰性・エンドセリン療法の 6 つの予後因子をバランスさせる割付けが最小化法により行われた．

2.3　無作為化試験の統計解析

2.3.1　解析対象集団

実際の臨床試験では，無作為割付けを行ったとしても，必ずしも割り付けどおりの治療がなされるとは限らない．例えば，A 薬と B 薬の比較を目的として行われる並行群間比較試験では，次のような場合が生じうる．

Case 1:　割付けでは A 薬に割り付けられているにも関わらず，誤って B 薬を投与された．

Case 2:　B 薬がすでに市販されており，A 薬に割り付けられた症例が，実際には市販されている B 薬を服用した．

Case 3: A 薬に割り付けられたものの，投与前に試験を中止してしまい，評価変数の評価ができなかった．
Case 4: A 薬を投与はしたものの，予定された投与回数よりも少なく，評価変数の評価ができなかった．

このような場合に，どのように対処して解析を行うかが問題となる．本節では，無作為割付けを行った試験の統計解析について，一般的な考え方を解説するとともに Case 1～Case 4 の場合の対処の仕方について考える．

Intention To Treat の原則 無作為化試験の解析は，実際にどのように治療が行われようと，割り付けられたとおりの群に従って比較を行うことが原則となる．この原則は **Intention To Treat (ITT) の原則**とよばれている．無作為化試験の解析に対して，広くコンセンサスが得られた原則である．この原則に従うと，Case 1 の場合には，実際には B 薬が投与されているにも関わらず，A 薬群として解析することとなる．Case 2～4 についても同様に A 薬群として解析することになる．ITT の原則は，一見分かりにくいが，ヒトを対象とする臨床試験の本質に係わる原則である．その妥当性は，次のとおりである．

通常，群間の比較は，仮説検定により行われる．仮説検定は，帰無仮説のもとで検定統計量の大きさを評価したときに，確率的な意味での矛盾（すなわち小さい p 値）が生じていることを示すことにより，帰無仮説を否定し対立仮説を証明する方法であった．p 値は帰無仮説のもとで算出されることに注意が必要である．いま，2 群の平均値が等しいという帰無仮説を想定し，Case 2 の場合について考える．A 薬が効かないことから，B 薬を服用した可能性もある．もしも A 薬に割付けられたにも関わらず B 薬群として取りあつかってしまうと，群と反応変数間に従属関係が生じる可能性がある．群を変えることが効かないという事実の帰結となっているかもしれないからである．群と反応変数間の従属関係が生じれば，たとえ 2 群の平均値が等しくても，この従属関係によって小さな値の p 値が算出されてしまうことがある．つまり，p 値が小さいことから 2 群の平均値に差があるという推論を行う根拠が失われ統計的検定が意味を失ってしまう．ITT の原則は，このようなことが生じ

ないように，薬効と完全に無関係に群を定義する方法として極めて重要なのである．

最大の解析対象集団 (FAS) ITT の原則に従う場合，すべての症例を当初に割付けられた群の症例として解析することになる．しかしながら，実際にはこのことを適切に行うことが困難な場合が生じうる．例えば，Case3～4 のように，脱落により評価変数が評価されない場合には，これらの症例を含めて解析するには，何らかの方法で，得られなかった評価変数を定義しなくてはならない．しかし，実際にはこのことを妥当に行うことは極めて困難である．**最大の解析対象集団** (Full Analysis Set: FAS) は，ITT の原則に従いつつ，状況によっては症例の除外を許容した解析対象集団である．FAS では，症例の除外が許容される，とはいえ，ITT の原則に従っていなければならないというのがポイントである．したがって，除外が許容される場合は限られ，除外は投与後の情報とは完全に独立に行わなければならない．具体的には，投与開始前の客観的な記録により，試験の選択基準に合致していないことが保障できる場合や，まったく投与を行うことなく試験を中止し，評価項目が全く記録されていない場合などである．FAS では，Case 3 は除外し得るが，Case 4 は除外してはいけないことになる．ITT の原則は，比較する群の構成を，完全に反応データとは独立に行うことであった．FAS は ITT の原則に従った解析対象集団である．したがって，FAS は，群と反応変数が客観的に無関係となるように構築されなければならない．

試験実施計画書に遵守した解析対象集団 (PPS) FAS に対比される解析対象集団としては**試験実施計画書に遵守した解析対象集団** (Per Protocol Set: PPS) がある．PPS は，試験実施計画書が意図した治療を行うことができた症例からなる解析対象集団である．FAS は ITT の原則に従わなければならないことから，FAS の構築にはそれほど自由度はない．これに対して，PPS は自由度が高いが，実際には PPS でも，試験実施計画書の意図どおりの治療を行った場合に期待できる効果が推定値できないことに留意すべきである．例えば，投与後の反応変数に依存して群の変更がなされた場合，推定結果の解釈は困難となる．一般に，PPS での推定結果の解釈は，明確ではないことに

注意したい．

2.3.2 統計解析

本節では，ごく簡単に統計解析の要点を述べておく．よく用いられるデザインの具体的な統計解析法については，6章以降で詳しく解説されている．

統計解析では，一般的な連続型の評価変数の場合には，t 検定や Wilcoxon 検定，二値評価変数の場合には Fisher の正確検定やカイ 2 乗検定，生存時間に対しては logrank 検定などが，主要な統計解析手法として用いられる．

割付けにおいて，背景要因のインバランスを調整するために層別無作為化あるいは動的割付けなどが行われた場合には，解析時にも，この調整を考慮に入れた解析が行われるべきである．そのための方法としては，層別解析法や回帰分析がよく用いられる．前者の例としては二値データに対する Mantel-Haenszel 法や生存時間データに対する層別 logrank 検定などがある．後者の例としては，連続型データに対する重回帰分析などがよく用いられる．

無作為化時に考慮した背景因子を解析で考慮しない場合，無作為化において背景因子のバランスを強制しているにも関わらず，あたかも偶然にバランスがとれたと見なして解析することになり，検出力が減少する．第 1 種の誤りが過小評価されるからである (Anderson, et al. 2006)．

2.3.3 内的妥当性，外的妥当性，部分集団解析

統計解析は，統計的推測の基本的枠組みにしたがって行われる．すなわち，対象集団を表す母集団（ITT, FAS, PPS のいずれか）を想定して，データが母集団からの無作為標本であるとみなして解析が行われる．しかしながら，臨床試験では，実際の試験に組み入れられる症例は，母集団からの無作為標本とは，必ずしも考えられない場合がある．例えば，20 歳以上の症例を適格としているにも関わらず，高齢者がほとんど試験に組み入れられない場合には，臨床試験の解析結果から保障できるのは，非高齢者に対する治療効果でしかない．高齢者には適用できない．しかしながら，このような臨床試験であっても，少なくとも非高齢者に対する結果としては妥当である．このよう

に実際に組み入れられた症例に対する比較の妥当性を**内的妥当性**という．一方で，臨床試験の結果が当初想定した母集団全体にまで当てはまることを**外的妥当性**，あるいは**一般化可能性**という．臨床試験で示すことができるのは内的妥当性であり，外的妥当性は一般には保障されない．ITT 解析は，臨床試験で内的妥当性を確保するための原則ということになる．

外的妥当性を保障するための一般的な方法はないが，想定した母集団と実際に組み入れられた症例に大きな違いがあるか否かを検討することが，その第一歩となる．次に，実際に得られた症例において，背景因子に関わらず同様な効果があるか否かを検討する．そのための単純な方法は，例えば，男性のみでの解析，女性のみでの解析などのように様々な背景要因ごとに群間比較を行うことである．このような解析は**部分集団解析**とよばれる．部分集団解析は必ずしも症例数が大きくない部分集団を対象にするので，統計的な有意性は必ずしも期待できないが，いずれの部分集団でも概ね同様の効果が得られているのであれば，外的妥当性が支持されることになる．

Forest プロットは，おおむね同様な効果がいずれの部分集団でも得られているかどうかを吟味するのに有効なプロットである．図 2.1 に，乳癌患者を対象として，術後補助療法の効果を検討するために実施された HERA 試験とよばれる臨床試験で用いられた Forest プロットの一部を示した (Piccart-Gebhart et al. 2005)．この試験では，観察群が対照群とされ，術後補助療法群が試験群とされている．図では，地域，年齢，リンパ節転移状況に大分類され，各分類の中で，各項目ごとに部分集団に対するハザード比と 95% 信頼区間が与えられている．一番下には，(層別しない) 全症例に対するハザード比と 95% 信頼区間が与えてある．この信頼区間の上限が 1 を下回っていることから，補助化学療法の効果が示されていることが分かる．図は，部分集団によっては信頼区間が広くなっているものの，おおむねいずれの部分集団でも同様の効果が得られていることを示している．このことから，試験に参加した全症例から示された術後補助療法の有効性が，特定の症例しか効果がない，ということはなさそうであることが分かる．つまり，HERA 試験では，外的妥当性を否定するような結果は得られていないということになる．

2.3 無作為化試験の統計解析

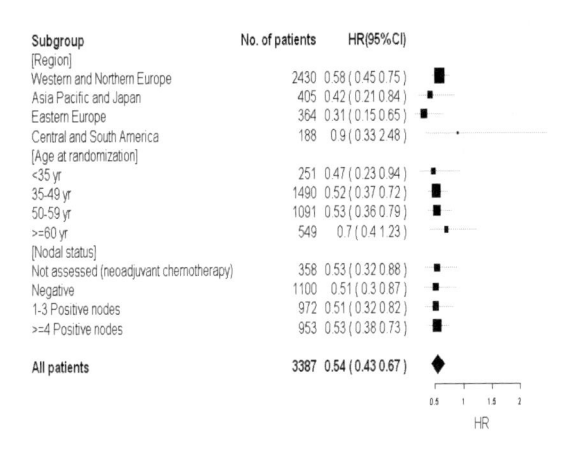

Subgroup	No. of patients	HR(95%CI)
[Region]		
Western and Northern Europe	2430	0.58 (0.45 0.75)
Asia Pacific and Japan	405	0.42 (0.21 0.84)
Eastern Europe	364	0.31 (0.15 0.65)
Central and South America	188	0.9 (0.33 2.48)
[Age at randomization]		
<35 yr	251	0.47 (0.23 0.94)
35-49 yr	1490	0.52 (0.37 0.72)
50-59 yr	1091	0.53 (0.36 0.79)
>=60 yr	549	0.7 (0.4 1.23)
[Nodal status]		
Not assessed (neoadjuvant chemotherapy)	358	0.53 (0.32 0.88)
Negative	1100	0.51 (0.3 0.87)
1-3 Positive nodes	972	0.51 (0.32 0.82)
>=4 Positive nodes	953	0.53 (0.38 0.73)
All patients	**3387**	**0.54 (0.43 0.67)**

図 2.1 HERA 試験のフォレストプロット

Forest プロットでは，部分集団解析の結果がプロットされている．このことから，部分集団解析の結果に目が向かいやすい．しかしながら，Forest プロットは，全体の解析で望ましい結果が得られたときに，外的妥当性の吟味を行ことを目的とする方法ととらえることが重要である．

一般に，部分集団に対する結果を過度に解釈すべきではない．例えば，計画した全体での解析が有意でないとき，様々な部分集団をつくり群間比較が行われることがある．その結果，たとえ，ある部分集団で有意な治療効果が検出されても，その結果を直ちには受け入れてはならない．少ない症例数から得られた結果であること．また検定をくり返すことによる「検定の多重性」から生じる，見せ掛けの有意性である可能性が強いからである．もし，興味ある特定の部分集団で重要な知見が得られた場合，この特定の部分集団に特化した試験を行い確認するなど，慎重な態度をとる必要がある．

外的妥当性を議論する際には，統計学的な議論よりも医学的な判断がより重要な役割を果たすと考えられる．最近，日本人に対して行われた比較的少数例の国内臨床試験データを，海外で実施された大規模臨床試験結果にブリッジングさせて，利用可能とする議論が進んでいる．また，複数の国が共同して

臨床試験を行う国際共同試験も進展している．これらの臨床試験では，例えば日本人の症例は全体からみれば，限られた小数の部分集団でしかない．全体で示された有効性が日本人という特定の部分集団でもいえるのか，さらに日本人全体に対していえるのか，が極めて重要な問題となる．つまり，外的妥当性をいかに担保するかが，決定的に重要な問題となる．この問題に対して，統計学的には標準的なものは存在せず，探索的な統計解析と医学的な観点から考察していく必要があると思われる．

参考文献

Cutsem, E.V., et al. (2001): Oral capecitabine compared with intravenous fluorouracil plus leucovorin in patients with metastatic colorectal cancer: results of a large phase III study. *Journal of Clinical Oncology*, **19**, pp.4097–4106.

Piccart-Gebhart, M. J., et al. (2005): Trastuzumab after adjuvant chemotherapy in HER2-positive breaset cancer. *New England Journal of Medicine*, **353**, pp.1659–1672.

Pocock, S. J. and Simon, R. (1975): Sequential treatment assignment with balancing for prognostic factors in the controlled clinical trial. *Biometrics*, **31**, pp.103–115.

第3章　症例数の設定

3.1　症例数設定の重要性

　ICH E6（医薬品の臨床試験の実施に関する基準のガイドライン）は、「治験の検出力および臨床上の理由からの考察を含む症例数設定の根拠」を治験実施計画書に明記するよう求めている[1]．一方，学術的な臨床研究を実施する場合も，パイロット試験などを除いて原則的に症例数設定の統計学的検討が必要となる．さらに近年，学術論文の出版の条件として，臨床試験審査委員会 (IRB: Institutional Review Board) で承認された研究の成果であることを明記しておくことや症例数決定の根拠を明記しておくことが要求されるケースが増えている．症例数設定の根拠は，IRB で承認を得るための重要な因子でもある．以下では，症例数設定の重要性について，科学的根拠を高めるという側面と倫理的側面の二つの面から解説する．

3.1.1　科学的根拠を高める

　症例数が極端に少ない臨床試験から科学的に根拠が高い証拠が得られないことは，改めて述べるまでもない．一般に，症例数が多いほど確固とした科学的根拠が得られる．しかしながら，臨床試験はヒトを対象にして行われることから，次節で解説するように，必要以上に被験者を増やしてはならないという倫理的要請がある．さらに，臨床試験の解析に適用される統計的検定には，症例数を極端に増やすと臨床的に意味のない微少な効果を検出するという特徴がある．また，症例数を多く取ればコントロールできないノイズも増大する．臨床試験は，指定した大きさの効果を的確に検出する必要最小限の症例数に基づいて実施されなければならない．このためには，臨床試験の

---

[1] 原則の具体的内容については ICH E9（臨床試験のための統計的原則）を参照のこと．

主要評価項目の解析に適用される統計的検定の本質を良く理解しておく必要がある．本シリーズ第1巻（柳川・荒木『バイオ統計の基礎』）でも解説されているように，統計的検定には，第一種の誤りと第二種の誤りとよばれる二種類の誤りがあり，第一種の誤りをおかす確率は，あらかじめ定めた有意水準以下におさえられる．第二種の誤りをおかす確率も一定の値以下におさえる必要がある．このために最適な症例数は，検出力 = 1−[第二種の誤りをおかす確率] のように検出力という概念を新たに導入し，検出力があらかじめ定めた値以上になるという要請をみたすように決定される．以下の各節で，この考え方を詳述する．

3.1.2 倫理的側面

臨床試験は，物理・化学試験とは異なり，ヒトを対象とするため症例数設定には，倫理的側面が強く関係してくる．このことを理解するには，まず，臨床試験が，まだ確立されていない新規治療法の効果や安全性を証明するための試験であることを肝に銘じておくべきである．効果・安全性が確立されていない新規治療法をむやみやたらに多数の患者に適用すると何が起こるか分からない．倫理的に許されるはずがない．また，例えば，プラセボを用いる薬剤の臨床試験の場合，対照群に割り付られた患者には，効果がない偽薬を服用してもらうことになり，そのために病状が悪化する危険性もある．むやみに患者・被験者を増やすことは許されない．必要最小限でなければならない．このような理由から，IRB では症例数設定の根拠が重視される．

患者・被験者を保護するための基本理念の一つに，「リスクとベネフィットのバランス」がある．新規治療法の効果は未知であるが，治療効果が実証されれば多くの患者が恩恵を被る．しかし一方で，新規治療法には未知のリスクも伴う．そこで，リスクを最小に抑え，同時にベネフィットを最大にする試験計画を策定することが重要となる．IRB では，必要とする症例数の根拠が明らかでない試験は，リスクとベネフィットに対する考慮に欠け，倫理的に問題があると判断される．

症例数設定には，試験デザイン，エンドポイントの尺度（連続，離散）とバラツキ，仮説の形式（同一性，優越性・非劣性，同等性），臨床的に有用と考えられる効果の大きさ，など様々な要因が，深く関わっている．以下では，統計的検定の原点にもどり，症例数設定の考え方や実際の設定の仕方について解説する．

3.2 統計的仮説

まだ証明されておらず，これから評価・検討の対象となる有効性や安全性に関する事柄の臨床的な記述，例えば「坑うつ剤とサイコセラピーの併用療法は，坑うつ剤単独療法に比べ再発時間を遅らせる」などの臨床的な記述を**臨床仮説**とよぶことにする．臨床仮説は，統計的検証の起点となる「仮定」である．有効性は outcome measure を測定して評価されるが，これらの測定値は，データ解析において確率変数の実現値として扱われる．確率変数としての outcome measure は確率分布に従い，有効性や安全性に関する臨床仮説は，確率分布のパラメータ（例えば母平均）を用いた**統計的仮説**（帰無仮説と対立仮説）に翻訳される．統計的仮説は，データを用いた仮説検定によって検証される．検証結果は再度臨床的結果に翻訳され，臨床仮説に対し科学的根拠に基づく結論が得られる．

統計的仮説（帰無仮説と対立仮説）を，例によって解説する．

例 3.1（1 標本の問題） 新しい血糖値降下剤の効果を評価するための臨床試験として，試験に組み込まれたすべての患者に対し，薬剤投与前および投与 6 週後の 2 回血糖値の測定を実施し血糖値の変化量を調べる，いわゆる，単群試験 (one arm trial) が計画されたとする．この試験の効果指標，すなわち outcome measure は血糖値の変化量である．血糖値の変化量は患者ごとにばらつくため，変化量を確率変数とみなし，その期待値を θ という記号で表す．θ は未知パラメータである．既存薬の変化量は既知の定数とみなして，記号 θ_0 で表す．いま，θ と θ_0 を比較することで，新しい血糖値降下剤の効果を評価するデータ解析計画が立てられたとする．さらに，試験責任者は，試験薬の効果 (θ) が既存薬の効果 (θ_0) に勝ることを期待する一方で，新薬の効果が

既存薬の効果に劣る可能性も否定できないことから，臨床仮説を「新薬の効果と既存薬の効果は等しくない」としたとする．このとき，この臨床仮説は確率分布のパラメータを用いて，$\theta \neq \theta_0$ と書き表される．これが，統計的仮説である．特に，この統計的仮説を**対立仮説**とよぶ．これに対して，対立仮説を否定する仮説，すなわち $\theta = \theta_0$ を**帰無仮説**という．臨床仮説，outcome measure の分布，分布の平均値と帰無仮説・対立仮説の関係のイメージを図 3.1 に示した．

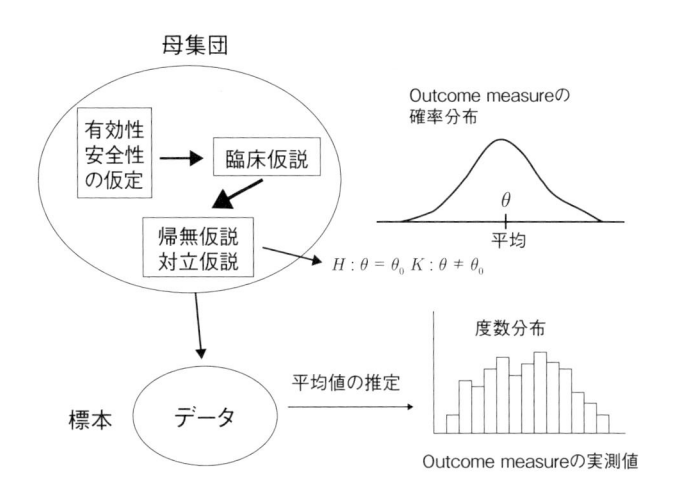

図 3.1 臨床仮説，Outcome Measure の分布と（帰無仮説，対立仮説）との関係

帰無仮説と対立仮説

　対立仮説と帰無仮説をより一般的にとりあつかうため，パラメータ θ が取りうる値の範囲を Θ で表し**パラメータ空間**とよぶ．パラメータ空間の分割

$\Theta = \{\Theta_0, \Theta_1\}^{2)}$ を考える.ここで,Θ_0,Θ_1 は既知の空間である.パラメータ空間を,二つの既知の空間に分割することで,未知のパラメータ θ は Θ_0 に属するか ($\theta \in \Theta_0$),Θ_1 に属するか ($\theta \in \Theta_1$) のいずれかの場合になる.この2つの状態を帰無仮説 H,対立仮説 K とよび

$$H : \theta \in \Theta_0 \qquad (3.1)$$
$$K : \theta \in \Theta_1$$

と表す.例えば,例 3.1 の 2 つの仮説を (3.1) の形式に表すと,Θ_0 は θ_0 だけからなる部分集合,Θ_1 は θ_0 以外のすべての値から成る部分集合と考えて,帰無仮説 H と対立仮説 K はそれぞれ

$$H : \theta = \theta_0 \quad 対 \quad K : \theta \neq \theta_0$$

と表すことができる.対立仮説 $K : \theta \neq \theta_0$ は,試験薬の効果 θ が標準薬の効果 θ_0 に勝る場合と劣る場合の両方をカバーしていることから,この対立仮説に対する検定は**両側検定**とよばれる.これに対して,試験薬の効果 θ が基準薬の効果 θ_0 に勝るケースだけを対立仮説に設定した

$$H : \theta = \theta_0 \quad 対 \quad K : \theta > \theta_0$$

に対する検定は**片側検定**とよばれる[3].帰無仮説が $H : \theta = \theta_0$ ではなく $H : \theta \leq \theta_0$ と標記される場合

$$H : \theta \leq \theta_0 \quad 対 \quad K : \theta > \theta_0$$

があるが,どちらの場合も検定方式は同一となる[4].

2 標本の問題

例 3.1 は,全ての被験者に一つの treatment のみを施す臨床試験であった.

---

[2] 分割とは,ある集合をお互いに重なり合わないような部分集合に分けることで,$\Theta = \Theta_0 \cup \Theta_1, \Theta_0 \cap \Theta_1 = \emptyset$ を意味する.
[3] 薬剤開発における両側検定と片側検定の選択に関する議論は S. Senn (1997, p.161–196) を参照.
[4] セクション 3.3.3 の最後のパラグラフを参照.

34　第3章　症例数の設定

ここでは，標準薬 C と試験薬 T の有効性 (effectiveness) を比較する **2標本**の問題を考える．ここで，標準薬はプラセボでも既存薬でもかまわない．標準薬 C と試験薬 T の有効性をそれぞれ μ_C と μ_T とし，値が大きいほど有効性が大きいとしておく．μ_C と μ_T の差

$$\theta = \mu_T - \mu_C$$

に関する統計的仮説は，1標本の場合と同様に，式3.1の Θ_0, Θ_1 を様々に設定することで定義できる．臨床試験では，$\theta(=\mu_T-\mu_C)$ に関して，以下のように場合に応じて異なる形式の統計的仮説が設定される．

有意性の仮説

標準薬 C と試験薬 T の有効性が等しいか否かを検定する統計的仮説は

$$H : \theta = 0 \quad 対 \quad K : \theta \neq 0 \tag{3.2}$$

と表される．対立仮説 $\theta \neq 0$ は，試験薬 T が標準薬 C の有効性に勝る場合と，逆に標準薬 C が試験薬 T の有効性に勝る場合の両方の可能性を表している．この統計的仮説を**有意性 (significance) の仮説**とよぶ．この仮説に対する検定は，上述のように両側検定である．

同等性の仮説

試験薬 T の有効性と標準薬 C の有効性の差 $\theta(=\mu_T-\mu_C)$ が，臨床的に意味のある値 $\delta(>0)$ の範囲内，つまり，$-\delta < \theta < \delta$ のとき，試験薬 T は標準薬 C に対して**臨床的に同等**といわれる．臨床的同等性の仮説は統計的仮説として，次のように表される．

$$H : |\theta| \geq \delta \quad 対 \quad K : |\theta| < \delta \tag{3.3}$$

この統計的仮説は**同等性 (equivalence) の仮説**とよばれる．

優越性の仮説

試験薬 T の有効性と標準薬 C の有効性の差 $\theta(=\mu_T - \mu_C)$ が,臨床的に意味のある値 $\delta(>0)$ を超えている,つまり $\theta > \delta$ のとき,試験薬 T が標準薬 C に対して**優越**と考える.優越性の統計的仮説は

$$H : \theta \leq \delta \quad 対 \quad K : \theta > \delta \tag{3.4}$$

こように表される.この仮説は**優越性 (superiority)** の仮説とよばれる.

非劣性の仮説

試験薬 T の有効性が標準薬 C の有効性よりも劣っても ($\theta < 0$),劣り方が臨床的に意味のある値 $\delta(>0)$ 以内であれば,臨床的に劣らないと考えてよいであろう.つまり $\theta > -\delta$ ならば,試験薬 T は標準薬 C に対して臨床的非劣性と考えることができる.臨床的非劣性に対する統計的仮説は

$$H : \theta \leq -\delta \quad 対 \quad K : \theta > -\delta \tag{3.5}$$

のように表される.この統計的仮説を**非劣性 (non-inferiority)** の仮説とよぶ.

優越性の仮説と非劣性の仮説は,統一的に $H : \theta \leq \delta$ 対 $K : \theta > \delta$ と表される.$\delta > 0$ を与えたときが優越性の仮説,$\delta < 0$ を与えたときが非劣性の仮説である.図 3.2 に,上の 4 つの仮説をグラフで示した.

3.3 統計的検定

本節では,例 3.1 と同じような 1 標本の例を考えながら,症例数設定の理解に必要な検出力関数,検定の水準とサイズ,棄却域について解説する.

例 3.2 新しい treatment の効果を評価するために,n 人の患者から outcome measure を測定した.各患者から測定した outcome measure は,確率変数 X_i ($i = 1, 2, ..., n$) として扱い,各 X_i は互いに独立で,平均 μ,分散が σ^2 の正規分布に従うと仮定する.また,outcome measure の実測値 (デー

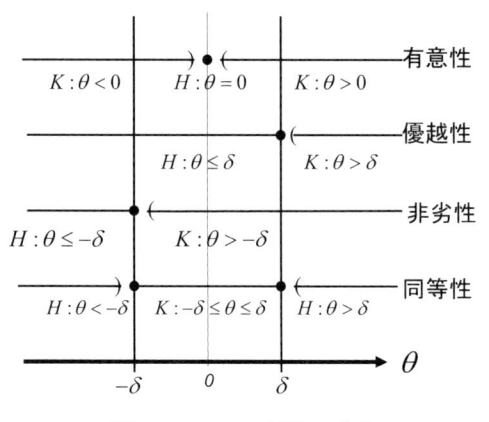

図 **3.2** 4つの仮説の形式

タ) は $\mathbf{x}=(x_1, x_2, \ldots, x_n)$ と小文字で書く[5]．outcome measure X_i の値が大きいほど効果が大きいとし，データから「新しい treatment の効果は，ある値 μ_0 (定数) より大きい」ことを検証したいとする．そこで仮説を，

$$\text{帰無仮説 } H : \mu \leq \mu_0 \quad \text{対立仮説 } K : \mu > \mu_0 \qquad (3.6)$$

と立てる．

仮説の検定は，データ $\mathbf{x}$ から計算される検定統計量 $T(\mathbf{x})$ 用いて行う．$T(\mathbf{x})$ の典型的な例は，標本平均値 $\bar{\mathbf{x}}$，あるいは $\bar{\mathbf{x}} - \mu_0$ を標準誤差の推定値で除した $T = \sqrt{n}(\bar{\mathbf{x}} - \mu_0)/\hat{\sigma}$ である．

仮説検定では，まず帰無仮説 $H : \mu \leq \mu_0$ が正しいと想定する．帰無仮説 $H : \mu \leq \mu_0$ が正しいと想定した下で，$T(\mathbf{x})$ がある値 c 以上になるとき，つまり $T(\mathbf{x}) \geq c$ が起きれば，$H : \mu \leq \mu_0$ を正しいとする信憑性が，疑わしいと考える．例えば，$\mu_0 = 10$ とし，検定統計量を $T(\mathbf{x}) = \bar{\mathbf{x}}$ とする．未知パラメーター μ は，$\bar{\mathbf{x}}$ により推定され，$H : \mu \leq \mu_0 = 10$ が正しいならば，当然

---

[5]「X_i が独立 (independent) で同一 (identical) の分布 (distribution) に従う」は，3つの頭文字 i.i.d. を取り，$X_i \overset{iid}{\sim} N(\mu, \sigma^2)$ $(i = 1, \ldots, n)$ と書くこともある．議論に混乱を生じないと思われる場合，便宜上データ $\mathbf{x}$ と確率変数 X の区別をしない時もある．

x̄ の値は 10 以下であることが期待される．しかし，x̄ の値が逆に，10 より大きくなればなるほど，$H : \mu \leq \mu_0$ を正しいとした信憑性が薄くなる．仮にそのような状況が起こった場合（つまり，帰無仮説は正しいが，x̄ の値が 10 よりはるかに大きくなる場合）は，「H が真」の下で起こりにくい事象（rare event とよばれる：McClave, J.T. and Dietrich II, F.H. 1985 p57–58）が起こったと考える．

起こりにくい事象が起きたとき，検定統計量 $T(\mathbf{x})$ 用いてどのように意志決定を行えばよいのだろうか．直感的に，平均値 x̄ がある一定の値 c を超えたとき，「H が真」という想定を捨て，「$K : \mu > \mu_0$ が真」と考える意思決定ルールが妥当に思える．ただし，H が真か K が真かは，手元にあるデータ $\mathbf{x}$ から言い切れないので，真実は「H が真」なのに，非常に起こりにくい事象が実際起こり，「K が真」と結論してしまう誤りを起こす可能性がある．この誤りは，**第一種の誤り**とよばれる．逆に，実は「K が真」なのに「H が真」と結論してしまう誤りも起こりうる．この誤りは**第二種の誤り**とよばれる．次節 3.3.1 で検出力関数の定義を与え，第一種の誤りと第二種の誤りとの関連を説明する．

3.3.1 検出力関数 $\beta(\mu)$

定義 3.1 データ $\mathbf{x}$ の分布の未知パラメータを μ，μ のパラメータ空間を Θ とする．$T(\mathbf{x})$ を仮説 (H vs.K) に対する検定統計量とする．$T(\mathbf{x})$ がある値 c 以上になる時，H を棄却して K を採択する検定方式を考える．このとき，H を棄却する確率は

$$\beta(\mu) = P_\mu(T(\mathbf{x}) \geq c) \qquad (\mu \in \Theta) \tag{3.7}$$

と表される．この関数を，**検出力関数**とよぶ．

検出力関数は，H を棄却して K を選択する確率を表しており，この確率は未知パラメータ μ の値に依存しているので，μ の関数である．そこで，μ の取りうる値の範囲を，$\mu \leq \mu_0$ と $\mu > \mu_0$ に分けて考え，それぞれの範囲について検出力関数 $\beta(\mu)$ の解釈を考える．

μ の取りうる値の範囲が $\mu \leq \mu_0$ のとき　この場合は，$H : \mu \leq \mu_0$ が真のときであることに注意しよう．$\beta(\mu)$ を

$$\beta(\mu) = P_{\mu \leq \mu_0}(T(\mathbf{x}) \geq c) \tag{3.8}$$

と書く．右辺の確率は，帰無仮説が正しい ($H : \mu \leq \mu_0$) にもかかわらず，H を棄却して K を選択する確率を表している．この確率は**第一種の誤り (type I error)** の起こる確率とよばれる[6]．

μ が取る範囲が $\mu > \mu_0$ のとき　この場合は，$K : \mu > \mu_0$ が真のときであることに注意しよう．このとき，$\beta(\mu)$ を

$$\beta(\mu) = P_{\mu > \mu_0}(T(\mathbf{x}) \leq c) \tag{3.9}$$

と書く．右辺の確率は，対立仮説 K が正しいとき，帰無仮説を棄却し対立仮説を採択する確率を表す．この確率を**検出力** (power) とよぶ．対立仮説が正しいにもかかわらず帰無仮説を採択する誤りを第二種の誤りとよんだ．検出力と第二種の誤りの確率の間には，次の関係がある．

$$検出力 = 1 - P(第二種の誤り).$$

3.3.2　水準 α とサイズ α 検定

臨床試験では，患者のリスクを考慮して，有効でない薬剤を有効であると判断する誤り（第一種の誤り）が，有効でありながら無効と判断する誤り（第二種の誤り）より重大な誤りと考えられている．それで，新しい treatment の効果 μ が基準となる効果 μ_0 に等しいか劣る ($\mu \leq \mu_0$) 場合，第一種の誤りの起こる確率が α （通常 $0.05, 0.01$ が用いられる）以下になるよう検定が設定される．そのように設定された検定を「水準 α の検定」とよぶ．厳密な定義は，次のようである．

定義 3.2　定数 α $(0 \leq \alpha \leq 1)$ について，検出力関数が

---

[6] データ解析では Type I error の起こる確率は，p 値 (observed significance level) とよばれる．

$$\sup_{\mu \leq \mu_0} \beta(\mu) \leq \alpha \tag{3.10}$$

を満たすとき，統計量 $T(\mathbf{x})$ を用いる検定を**水準** α (level α) の検定という．

ここで，$\sup_{\mu \leq \mu_0} \beta(\mu)$ とは，$\{\mu \leq \mu_0\}$ の範囲内での，$\beta(\mu)$ の最大値と考えて差し支えない．つまり，$H : \mu \leq \mu_0 \quad K : \mu > \mu_0$ の検定において，第一種誤りの起こる確率の最大値が α 以下であるような検定を，水準 α の検定とよぶのである．

しかし，定義 3.2 から，$\alpha^* > \alpha$ のとき，$\sup_{\mu \leq \mu_0} \beta(\mu) \leq \alpha < \alpha^*$ であるから，水準 α の検定は水準 α^* の検定でもある．そこで，最小の水準をもつ検定に名前を付けておく方が便利である．そこで，次の定義を与える．

定義 3.3 α $(0 \leq \alpha \leq 1)$ について，検出力関数が

$$\sup_{\mu \leq \mu_0} \beta(\mu) = \alpha \tag{3.11}$$

をみたすときの検定を，**サイズ** α (size α) **検定**という．

いいかえると，サイズ α 検定とは第一種誤りの確率が α である検定のことである．

3.3.3 棄却域 $\{T(x) \geq c\}$ の設定

(3.6) 式の仮説 $H : \mu \leq \mu_0 \quad$ 対 $\quad K : \mu > \mu_0$ の検定では，$T(\mathbf{x}) \geq c$ のとき H を棄却して K を選択した．いい替えれば，データが $\mathbf{x}$ の集合 $\{T(x) \geq c\}$ に入れば，H を棄却する．集合 $\{T(x) \geq c\}$ のことを**棄却域**という．検定を実際に行うためには，棄却域，すなわち c を具体的に定める必要がある．本節では，サイズ α 検定の c の定め方について考える．

μ のパラメータ空間 Θ の分割 $\Theta_0 = \{\mu \leq \mu_0\}, \Theta_1 = \{\mu > \mu_0\}$ を考え，$\mu \leq \mu_0$ のとき，$\mu \in \Theta_0$，$\mu > \mu_0$ のとき $\mu \in \Theta_1$ と表す．定義 3.3 から，サイズ α 検定は

$$\alpha = \sup_{\mu \leq \mu_0} \beta(\mu) = \sup_{\mu \in \Theta_0} P_\mu(T(\mathbf{x}) \geq c)$$

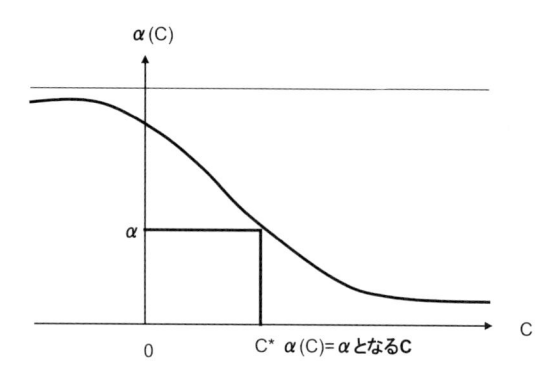

図 3.3 $\alpha(C)$ が C の単調減少関数

を満たす検定のことである．この確率は c の関数と考えられるので，改めて

$$\alpha(c) = \sup_{\mu \in \Theta_0} \beta(\mu) \tag{3.12}$$

とおく．$\alpha(c)$ $(0 \leq \alpha(c) \leq 1)$ は，c の単調減少関数である，つまり c の値が増加すると $\mu \in \Theta_0$ の範囲で $P_\mu[T(\mathbf{x}) \geq c]$ は単調に減少する．このことは $\alpha(c) = \alpha$ を満たす c が一つだけ存在することを意味する（図3.3）．サイズ α 検定の棄却域 $\{T(x) \geq c\}$ の c は，このcによって与えられる．次の例で，c の定め方を具体的に見てみよう．

例 3.3 例 3.2 において，検定統計量を $T(\mathbf{x}) = \sqrt{n}\bar{\mathbf{x}}\sigma$（$\sigma$ は既知とする）とした時，c の値を求める．まず検出力関数の定義3.1から，(3.7)式は

$$\begin{aligned}
\beta(\mu) &= P_\mu(T(\mathbf{x}) \geq c) = P_\mu\left(\frac{\sqrt{n}\bar{\mathbf{x}}}{\sigma} \geq c\right) \\
&= P_\mu\left(\frac{\sqrt{n}(\bar{\mathbf{x}} - \mu)}{\sigma} \geq c - \frac{\sqrt{n}\mu}{\sigma}\right) \\
&= 1 - \Phi\left(c - \frac{\sqrt{n}\mu}{\sigma}\right) = \Phi\left(-c + \frac{\sqrt{n}\mu}{\sigma}\right)
\end{aligned}$$

となる．ここで，$\Phi(\cdot)$ は標準正規分布の累積分布である．したがって，(3.12)式は，次のように表される．

$$\alpha(c) = \sup_{\mu \leq \mu_0} \Phi\left(-c + \frac{\sqrt{n}\mu}{\sigma}\right) = \beta(\mu_0)$$
$$= \Phi\left(-c + \frac{\sqrt{n}\mu_0}{\sigma}\right),$$

ここで,最後から2番目の等号は $\Phi(-c+\sqrt{n}\mu/\sigma)$ は $\mu \leq \mu_0$ の範囲では $\mu = \mu_0$ のとき最大値をとることによる.したがって,定数 α $(0 \leq \alpha \leq 1)$ に対して $\alpha(c) = \alpha$ を満たす c は,次の方程式の解として与えられる.

$$\Phi\left(-c + \frac{\sqrt{n}\mu_0}{\sigma}\right) = \alpha.$$

よって,$z(\alpha)$ を標準正規分布の $\alpha \times 100$ パーセンタイル[7]とすると

$$-c + \frac{\sqrt{n}\mu_0}{\sigma} = z(\alpha)$$

より,c は

$$c = \frac{\sqrt{n}\mu_0}{\sigma} - z(\alpha) = \frac{\sqrt{n}\mu_0}{\sigma} + z(1-\alpha)$$

で与えられる.この c を $T(\mathbf{x}) \geq c$ に代入すると

$$T(\mathbf{x}) \geqq c \iff \frac{\sqrt{n}\bar{\mathbf{x}}}{\sigma} \geq \frac{\sqrt{n}\mu_0}{\sigma} + z(1-\alpha) \iff \frac{\sqrt{n}(\bar{\mathbf{x}} - \mu_0)}{\sigma} \geq z(1-\alpha) \tag{3.13}$$

であるので,サイズ α 検定の棄却域は

$$\left\{\frac{\sqrt{n}(\bar{\mathbf{x}} - \mu_0)}{\sigma} \geq z(1-\alpha)\right\}$$

と表される.すなわち,σ を既知としたときの仮説

$$H : \mu \leq \mu_0, \qquad K : \mu > \mu_0$$

の検定では

---

[7] 標準正規分布の累積分布とパーセンタイルに関する基礎知識は章末の付録を参照.

$$\frac{\sqrt{n}(\bar{\mathbf{x}} - \mu_0)}{\sigma} \geq z(1-\alpha)$$

が成り立てば，第一種の誤りの確率が α（つまり，有意水準 α）で，帰無仮説 $H : \mu \leq \mu_0$ を棄却し，対立仮説 $K : \mu > \mu_0$ を採択する．

上の例で，帰無仮説が $H : \mu \leq \mu_0$ でなく，$H : \mu = \mu_0$ であっても，上の c の決定の方法を見れば明らかなように

$$\alpha(c) = \sup_{\mu = \mu_0} \beta(\mu) = \beta(\mu_0) = \Phi\left(-c + \frac{\sqrt{n}\mu_0}{\sigma}\right)$$

が成り立ち，$H : \mu \leq \mu_0$ の場合と同じ c 値，$c = (\sqrt{n}\mu_0/\sigma) + z(1-\alpha)$ を用いて仮説検定を行えばよいことがわかる．

3.4 一標本における症例数の設定

本節では，片側検定，両側検定，非劣性の仮説検定，同等性の仮説検定について症例数の設定の仕方を解説する．

3.4.1 片側検定　$H : \mu \leq \mu_0$, $K : \mu > \mu_0$ の場合

A.　σ^2 が既知のとき

$H : \mu \leq \mu_0$, $K : \mu > \mu_0$ の検定について考える．前節の例で，この仮説について有意水準 α の片側検定を行うには

$$\frac{\sqrt{n}(\bar{\mathbf{x}} - \mu_0)}{\sigma} \geq z(1-\alpha)$$

のとき，H を棄却すればよいことを学んだ．このとき検出力関数は

$$\begin{aligned}
\beta(\mu) &= P_\mu\left(\frac{\sqrt{n}(\bar{\mathbf{x}} - \mu_0)}{\sigma} \geq z(1-\alpha)\right) \\
&= 1 - \Phi\left(z(1-\alpha) - \frac{\sqrt{n}(\mu - \mu_0)}{\sigma}\right) \\
&= \Phi\left(\frac{\sqrt{n}(\mu - \mu_0)}{\sigma} - z(1-\alpha)\right), \quad (\mu > \mu_0)
\end{aligned}$$

で与えられる．よって，検出力がある値 β_0（通常 $0.8 \sim 0.9$）以上であるた

めには
$$\Phi\left(\frac{\sqrt{n}(\mu-\mu_0)}{\sigma}-z(1-\alpha)\right)\geq\beta_0 \qquad (\mu>\mu_0) \tag{3.14}$$
が成り立たなければならない．$z(\beta_0)$ を標準正規分布の β_0 パーセンタイルとすると，(3.14) 式より
$$\frac{\sqrt{n}(\mu-\mu_0)}{\sigma}-z(1-\alpha)\geq z(\beta_0) \tag{3.15}$$
が得られ，この式を n について解くと
$$n\geq\left(\frac{\sigma}{\mu-\mu_0}\right)^2(z(1-\alpha)+z(\beta_0))^2 \tag{3.16}$$
を得る．ここで，μ_0 はあらかじめ与えた既存の効果であるが，μ は対立仮説 $K: \mu > \mu_0$ の下での treatment 効果を表す未知パラメータであるから，(3.16) 式からは，n の値は定まらない．そこで，新しい treatment 効果 μ と既存効果 μ_0 の差を $\Delta=(\mu-\mu_0)>0$ と書き，Δ の値を設定することを考える．(3.16) 式から，Δ が大きいほど必要症例数 n は少なくてすみ，逆に Δ が小さいほど多くの症例が必要となることが分かる．通常，Δ の値は臨床的観点から，既存効果 μ_0 と比べ新しい treatment 効果 μ が Δ だけに上回った時，臨床的に有意義であると考えられる最小の値に設定される．

まとめ σ^2 が既知のとき，仮説 $H:\mu\leq\mu_0$，$K:\mu>\mu_0$ に対する有意水準が α，検出力 β_0 以上の検定で，Δ 以上の効果の差を検出するには，少なくとも
$$n=\left(\frac{\sigma}{\Delta}\right)^2(z(1-\alpha)+z(\beta_0))^2 \tag{3.17}$$
の症例数が必要となる．

例 3.4 標準薬の効果を $\mu_0=20$，標準偏差を $\sigma=15$，試験薬と標準薬の効果の差が $\Delta=10$ 以上のとき，新薬の効果が臨床的に優れているとする．有意水準を $\alpha=0.05$，検出力を $\beta_0=0.8$ とする．標準正規分布より $z(1-0.05)=1.64$，$z(0.8)=0.84$ であるから，上式に代入すると

$$n \geq \left(\frac{\sigma}{\Delta}\right)^2 (z(1-\alpha) + z(\beta_0))^2 = \left(\frac{15}{10}\right)^2 (1.64 + 0.84)^2$$
$$= 13.838$$

となり，必要症例数は 14 名となる．

B. σ^2 が未知のとき

σ^2 が未知のとき，$H : \mu \leq \mu_0 \quad K : \mu > \mu_0$ の検定に必要な症例数について考える．σ^2 が未知のときの検定統計量は，σ^2 の推定

$$s^2 = \frac{1}{n-1} \sum_{i=1}^{n} (x_i - \bar{x})^2$$

を代入した統計量

$$T(\mathbf{x}) = \sqrt{n}(\bar{\mathbf{x}} - \mu_0) \,/\, s$$

を用いる．$T(\mathbf{x})$ は，帰無仮説 H の下で自由度 $(n-1)$ の t 分布に従うので，$t_a(\theta)$ を自由度 a の t 分布の $\theta \times 100$ パーセンタイルとすると，症例数が n のときの，水準 α 検定は $T(\mathbf{x}) > t_{n-1}(1-\alpha)$ のとき帰無仮説 H を棄却する．この検定に対する検出力関数は，対立仮説 $K : \mu > \mu_0$ が真のとき，$T(\mathbf{x})$ は自由度 $n-1$，非心パラメータ $\delta = \sqrt{n}\Delta \,/\, \sigma$ の非心 t 分布に従う ($\Delta = \mu - \mu_0 > 0$)[8]ことが知られているので

$$\beta(\mu) = P_{\mu > \mu_0} \left(\frac{\sqrt{n}(\bar{\mathbf{x}} - \mu_0)}{s} > t_{n-1}(1-\alpha) \right)$$
$$= 1 - \Upsilon_\delta \left(t_{n-1}(1-\alpha) \right)$$

となる．ただし，$\Upsilon_\delta(x)$ は，自由度 $n-1$，非心パラメータ δ の非心 t 分布の分布関数である．検出力 β_0 を定めると，この式より，症例数 n は，次式を満たす最小の n で与えられることになる．

$$\{1 - \Upsilon_\delta \left(t_{n-1}(1-\alpha) \right)\} \geq \beta_0. \tag{3.18}$$

---

[8] 非心分布の定義と例は付録を参照．

この式を満たす n は，明示解 (close form) ではえられないが，数値計算によって求めることができる．

3.4.2 両側検定 $H : \mu = \mu_0$, $K : \mu \neq \mu_0$ の場合

$H : \mu = \mu_0$ vs. $K : \mu \neq \mu_0$ に対する検定の症例数について考える．

σ^2 が既知のとき

検定統計量は，上と同じ $T(\mathbf{x}) = \sqrt{n}\bar{x} / \sigma$ であるが，棄却領域を $\{T(\mathbf{x}) \geq c\}$ ではなく $\{|Z(\mathbf{x})| \geq c\}$ と設定する．ただし

$$Z(\mathbf{x}) = \frac{\sqrt{n}(\bar{\mathbf{x}} - \mu_0)}{\sigma}$$

その際，c は，$z(1-\alpha)$ でなく，$z(1-\frac{\alpha}{2})$ を用いる．つまり，棄却領域は，

$$\begin{aligned}
\{|T(\mathbf{x})| \leq c\} &= \left\{ \left| \frac{\sqrt{n}\bar{\mathbf{x}}}{\sigma} \right| \geq \frac{\sqrt{n}\mu_0}{\sigma} + z(1-\frac{\alpha}{2}) \right\} \\
&= \left\{ \left| \frac{\sqrt{n}(\bar{\mathbf{x}} - \mu_0)}{\sigma} \right| \geq z(1-\frac{\alpha}{2}) \right\} \\
&= \left\{ Z(\mathbf{x}) \geq z(1-\frac{\alpha}{2}) \right\} \cup \left\{ Z(\mathbf{x}) \leq -z(1-\frac{\alpha}{2}) \right\} \quad (3.19)
\end{aligned}$$

で与えられる．である．よって，片側検定の時と同様，検出力関数は，次のように算出される．

$$\begin{aligned}
\beta(\mu) &= P_{\mu \neq \mu_0} \left[\left\{ Z(\mathbf{x}) \geq z(1-\frac{\alpha}{2}) \right\} \cup \left\{ Z(\mathbf{x}) \leq -z(1-\frac{\alpha}{2}) \right\} \right] \\
&= P_{\mu \neq \mu_0} \left(Z(\mathbf{x}) \geq z(1-\frac{\alpha}{2}) \right) + P_{\mu \neq \mu_0} \left(Z(\mathbf{x}) \leq -z(1-\frac{\alpha}{2}) \right) \quad (3.20) \\
&= P_{\mu \neq \mu_0} \left(\frac{\sqrt{n}(\bar{\mathbf{x}} - \mu)}{\sigma} \geq -\frac{\sqrt{n}(\mu - \mu_0)}{\sigma} + z(1-\frac{\alpha}{2}) \right) \\
&\quad + P_{\mu \neq \mu_0} \left(\frac{\sqrt{n}(\bar{\mathbf{x}} - \mu)}{\sigma} \leq -\frac{\sqrt{n}(\mu - \mu_0)}{\sigma} - z(1-\frac{\alpha}{2}) \right) \quad (3.21) \\
&= 1 - \Phi\left(-\frac{\sqrt{n}(\mu - \mu_0)}{\sigma} + z(1-\frac{\alpha}{2}) \right) \\
&\quad + \Phi\left(-\frac{\sqrt{n}(\mu - \mu_0)}{\sigma} - z(1-\frac{\alpha}{2}) \right). \quad (3.22)
\end{aligned}$$

46　第 3 章　症例数の設定

対立仮説 $K : \mu \neq \mu_0$ は，$\{\mu > \mu_0\}$ と $\{\mu < \mu_0\}$ の 2 つの領域からなり，対立仮説が真の時 $\{\mu > \mu_0\}$ または $\{\mu < \mu_0\}$ のどちらか一方が真と考えられる．そこで $\{\mu > \mu_0\}$ が真の場合と $\{\mu < \mu_0\}$ が真の場合に分けて，式 (3.22) の検出力を調べる．

A. $\{\mu > \mu_0\}$ が真のとき

(3.22) 式右辺の第一，第二項は，$\{\mu > \mu_0\}$ のとき

$$1 - \Phi\left(-\frac{\sqrt{n}(\mu - \mu_0)}{\sigma} + z(1 - \frac{\alpha}{2})\right) > 1 - \Phi\left(z(1 - \frac{\alpha}{2})\right)$$
$$= 1 - (1 - \frac{\alpha}{2}) = \frac{\alpha}{2}$$

となり，$\alpha/2$ より大きい値をとる．他方，第三項は

$$\Phi\left(-\frac{\sqrt{n}(\mu - \mu_0)}{\sigma} - z(1 - \frac{\alpha}{2})\right) < \Phi\left(-z(1 - \frac{\alpha}{2})\right)$$
$$= \Phi\left(z(\frac{\alpha}{2})\right) = \frac{\alpha}{2}.$$

よって，例えば $\alpha = 0.05$ のとき $\frac{\alpha}{2} = 0.025$ となり，第三項は無視できるほど小さくなるから，検出力は近似的に次のように表される．

$$\beta(\mu) \approx 1 - \Phi\left(-\frac{\sqrt{n}(\mu - \mu_0)}{\sigma} + z(1 - \frac{\alpha}{2})\right)$$
$$= \Phi\left(\frac{\sqrt{n}(\mu - \mu_0)}{\sigma} - z(1 - \frac{\alpha}{2})\right) \quad (3.23)$$

B. $\mu < \mu_0$ が真のとき

(3.22) 式の右辺第一項と第二項は，$\mu < \mu_0$ のとき

$$1 - \Phi\left(-\frac{\sqrt{n}(\mu - \mu_0)}{\sigma} + z(1 - \frac{\alpha}{2})\right) < 1 - \Phi\left(z(1 - \frac{\alpha}{2})\right)$$
$$= 1 - (1 - \frac{\alpha}{2}) = \frac{\alpha}{2}$$

を満たし，$\alpha = 0.05$ のとき 0.025 以下の小さい値を取るので無視できる．他方，右辺第三項は

3.4 一標本における症例数の設定

$$\Phi\left(-\frac{\sqrt{n}(\mu-\mu_0)}{\sigma}-z(1-\frac{\alpha}{2})\right) > \Phi\left(-z(1-\frac{\alpha}{2})\right) = \frac{\alpha}{2}$$

となり $\alpha/2$ 以上の値を取る．したがって，検出力は次式で近似できる．

$$\beta(\mu:\mu<\mu_0) \approx \Phi\left(-\frac{\sqrt{n}(\mu-\mu_0)}{\sigma}-z(1-\frac{\alpha}{2})\right). \quad (3.24)$$

症例数の算出 式 (3.24) は $\mu-\mu_0<0$ の場合なので，$-(\mu-\mu_0)>0$ であることに注意すると，$\Delta=\mu-\mu_0$ に対して，(3.23) 式と (3.24) 式は，統一的に次のように表すことができる．

$$\beta(\mu) = \Phi\left(\frac{\sqrt{n}|\Delta|}{\sigma}-z(1-\frac{\alpha}{2})\right) \quad (3.25)$$

症例数を算出するには，片側検定のときと同様に検出力 $\beta(\mu)$ が β_0 以上になるよう設定し n について解けばよいから

$$\beta(\mu:|\Delta|) = \Phi\left(\frac{\sqrt{n}|\Delta|}{\sigma}-z(1-\frac{\alpha}{2})\right) \geq \beta_0$$

より

$$\frac{\sqrt{n}|\Delta|}{\sigma}-z(1-\frac{\alpha}{2}) \geq z(\beta_0)$$

が得られる．よって

$$n \geq \left(\frac{\sigma}{\Delta}\right)^2 \left(z(1-\frac{\alpha}{2})+z(\beta_0)\right)^2. \quad (3.26)$$

の公式を得る．片側検定と両側検定の場合の症例数の違いは，片側検定の時の α を両側検定のときに $\frac{\alpha}{2}$ とおき替えるだけの違いである．

まとめ σ^2 が既知のとき，$H:\mu\leq\mu_0$, $K:\mu\neq\mu_0$ に対する有意水準が α，検出力 β_0 以上の検定で，Δ 以上の効果の差を検出するには，少なくとも

$$n = \left(\frac{\sigma}{\Delta}\right)^2 \left(z(1-\frac{\alpha}{2})+z(\beta_0)\right)^2 \quad (3.27)$$

の症例数が必要となる．

例 3.5 既存薬の効果を $\mu_0 = 20$, $\sigma = 15$, $\Delta = (\mu - \mu_0) = 10$, $\alpha = 0.05$, $\beta_0 = 0.8$ と設定したとき (3.27) 式より

$$n = \left(\frac{\sigma}{\Delta}\right)^2 \left(z(1-\frac{\alpha}{2}) + z(\beta_0)\right)^2 = 17.3214 \approx 18$$

となり少なくとも 18 症例が必要である．例 3.4 で示したように，片側検定の仮説 $H : \mu \leq \mu_0$　$K : \mu > \mu_0$ の下では少なくとも 14 症例が必要であったが，両側検定の仮説 $H : \mu = \mu_0$, $K : \mu \neq \mu_0$ の場合は片側検定に比べ 4 名多くの症例数が必要である．「試験薬の効果が少なくとも既存薬の効果に等しい」ことが臨床的，あるいは科学的根拠によって示されているのなら片側検定を行っておけばよいが，そのような場合は稀である．したがって，通常は「試験薬の効果が既存薬の効果に劣る」可能性も含めて両側検定が行われ，両側検定の場合の症例数が必要症例数として設定される．

3.4.3 非劣性の仮説検定に必要な症例数

本節では，「ある treatment の効果を何かの基準値と比較した時，この効果は基準値に対して劣っていない」ことを検証する試験（非劣性試験）における症例数の設定について解説する．「劣っていない」が「優れている」を意味するのではないことに注意して欲しい．このことは，臨床仮説「新たに開発された医薬品の効果 μ は，既存の医薬品の効果 μ_0 に対して若干劣るかもしれないが，その程度の効果の劣性は臨床的観点から問題なく，新薬の効果は既存の効果に比べ非劣性である」を考えてみれば明らかである．

3.2 節で，この臨床仮説は臨床的観点から許容できる効果の差 $\delta(> 0)$ を導入して，統計仮説として，次のように設定されることを学んだ．

$$H : \mu \leq \mu_0 - \delta, K : \mu > \mu_0 - \delta \tag{3.28}$$

ただし，μ の値が大きいほど効果が大きいとしている．

非劣性の仮説 (3.28) を見ると，3.4.1 節で説明した片側検定の仮説で μ_0 を $\mu_0 - \delta$ におき替えた仮説であることが分かる．したがって，症例数の設定には，片側検定の方法がそのまま応用できる (Wellek S. 2003, p.15–16)．よっ

て，サイズ α 検定は，σ^2 が既知で

$$\frac{\sqrt{n}(\bar{x} - \mu_0 + \delta)}{\sigma} \geq z(1 - \alpha)$$

のとき，帰無仮説 H を棄却し，対立仮説 K を採択するという方式で与えられ，必要症例数は (3.16) 式より

$$n \geq \left(\frac{\sigma}{\mu - \mu_0 + \delta}\right)^2 (z(1-\alpha) + z(\beta_0))^2$$

となる．σ^2 が未知のときも，(3.18) 式の μ_0 を $\mu_0 - \delta$ におき替えた式を解くことによって必要症例数を求めればよい．

まとめ 非劣性仮説 $H: \mu \leq \mu_0 - \delta$, $K: \mu > \mu_0 - \delta$ のサイズ α 検定で検出力を β_0 以上するために必要な症例数は，$\Delta = \mu - \mu_0$ と非劣性マージン δ の値を指定して，次式から算出される．

$$n \geq \left(\frac{\sigma}{\Delta + \delta}\right)^2 (z(1-\alpha) + z(\beta_0))^2 .$$

例 3.6 既存薬の効果を $\mu_0 = 20$, $\sigma = 15$, $\Delta = (\mu - \mu_0) = 10$, $\alpha = 0.05$, $\beta_0 = 0.8$ と設定したとき，上の公式から最小必要症例数は，

$$n = \left(\frac{15}{10 + \delta}\right)^2 (1.64 + 0.84)^2$$

で与えられ，例えば，$\delta = 1$ の場合 $n = 12$, $\delta = 5$ の場合 $n = 7$ となる．片側検定の仮説 $H: \mu \leq \mu_0$, $K: \mu > \mu_0$ の下では 14 症例が必要であったので，非劣勢仮説 $H: \mu \leq \mu_0 - \delta$, $K: \mu > \mu_0 - \delta$ の検定の場合は，かなり少ない症例数で検定することができることが分かる．

3.4.4 同等性の仮説検定に必要な症例数

同等性 (equvalence) とは，新たに開発された医薬品の効果 μ が既存の医薬品の効果 μ_0 と比較して，劣ってなくかつ優越でもないことを意味する．つまり，3.2 節で述べた様に同等性を主張する対立仮説は，同等性マージン $\delta > 0$

に対し
$$K : -\delta < \mu - \mu_0 < \delta$$
と表される．同等性の帰無仮説は，これを否定した
$$H : \mu - \mu_0 \leq -\delta \quad \text{または} \quad \mu - \mu_0 \geq \delta$$
となる．$\theta = \mu - \mu_0$ とおくと，同等性の仮説は，
$$H : \theta \leq -\delta \quad \text{または} \quad \theta \geq \delta, \qquad K : -\delta < \theta < \delta$$
と表すことができる．6章で詳しく説明するが，この仮説はさらに二つの仮説
$$H_1: \quad \theta \leq -\delta, \qquad K_1: \quad \theta > -\delta$$
と
$$H_2: \quad \theta \geq \delta, \qquad K_1 : \theta < \delta$$
の2つの片側検定の仮説として表すことができる．また，$\theta \leq -\delta$ または $\theta \geq \delta$ を棄却するには，帰無仮説（H_1 と H_2）の両方を有意水準 α で棄却しなけらばならないこと，その際用いる検定統計量が，次のように与えられることも示される．

(H_1, K_1) の検定のときには
$$T_1(\mathbf{x}) = \frac{\sqrt{n}(\bar{\mathbf{x}} - \mu_0 + \delta)}{\sigma}$$
を用いる．$T_1(\mathbf{x}) \geq z(1-\alpha)$ のとき H_1 を棄却する検定がサイズ α 検定となる．

(H_2, K_2) の検定のときには
$$T_2(\mathbf{x}) = \frac{\sqrt{n}(\bar{\mathbf{x}} - \mu_0 - \delta)}{\sigma}$$
を用いる．$T_2(\mathbf{x}) \leq -z(1-\alpha)$ のとき H_2 を棄却する検定がサイズ α 検定となる．

3.4 一標本における症例数の設定

検出力関数 同等性検定の検出力関数を求めよう．二つの帰無仮説 H_1 と H_2 を共に棄却する棄却域は，次のように表すことができる．ただし，$\Delta = \mu - \mu_0$ である．

$$\{T_1(\mathbf{x}) \geq z(1-\alpha)\} \cap \{T_2(\mathbf{x}) \leq -z(1-\alpha)\}$$
$$= \left\{\frac{\sqrt{n}(\bar{\mathbf{x}} - \mu)}{\sigma} \geq z(1-\alpha) - \frac{\sqrt{n}(\Delta + \delta)}{\sigma}\right\}$$
$$\cap \left\{\frac{\sqrt{n}(\bar{\mathbf{x}} - \mu)}{\sigma} \leq -z(1-\alpha) - \frac{\sqrt{n}(\Delta - \delta)}{\sigma}\right\}$$
$$= \left\{z(1-\alpha) - \frac{\sqrt{n}(\Delta + \delta)}{\sigma} \leq \frac{\sqrt{n}(\bar{\mathbf{x}} - \mu)}{\sigma} \leq -z(1-\alpha) - \frac{\sqrt{n}(\Delta - \delta)}{\sigma}\right\}.$$

よって，検出力関数は，次式で与えられる．

$$\beta(\mu) = \Phi\left(-z(1-\alpha) - \frac{\sqrt{n}(\Delta - \delta)}{\sigma}\right) - \Phi\left(z(1-\alpha) - \frac{\sqrt{n}(\Delta + \delta)}{\sigma}\right)$$

関係式 $\Phi(-x) = 1 - \Phi(x)$ を適用すると

$$\beta(\mu) = \Phi\left(\frac{\sqrt{n}(\delta - \Delta)}{\sigma} - z(1-\alpha)\right) + \Phi\left(\frac{\sqrt{n}(\Delta + \delta)}{\sigma} - z(1-\alpha)\right) - 1.$$

いま，

$$A = \Phi\left(\frac{\sqrt{n}(\delta - \Delta)}{\sigma} - z(1-\alpha)\right), \quad B = \Phi\left(\frac{\sqrt{n}(\delta + \Delta)}{\sigma} - z(1-\alpha)\right),$$
$$C = 2\Phi\left(\frac{\sqrt{n}(\delta - |\Delta|)}{\sigma} - z(1-\alpha)\right)$$

とおくと，$\Delta > 0$ のとき，$A < B$，$C = 2A$ から，$A + B > C$ が成り立つ．同様に，$\Delta \leq 0$ のとき，$A > B$，$C = 2B$ から，$A + B > C$ が成り立つ．よって，検出力関数に関して，次の不等式が成り立つ．

$$\beta(\mu) = A + B - 1 > C - 1$$
$$= 2\Phi\left(\frac{\sqrt{n}(\delta - |\Delta|)}{\sigma} - z(1-\alpha)\right) - 1$$

52 第3章 症例数の設定

したがって，検出力を β_0 以上に設定した際の必要な症例数 n は，

$$\left\{ 2\Phi\left(\frac{\sqrt{n}(\delta-|\Delta|)}{\sigma} - z(1-\alpha)\right) - 1 \right\} \geq \beta_0$$

を n について解けばよい．すなわち

$$\Phi\left(\frac{\sqrt{n}(\delta-|\Delta|)}{\sigma} - z(1-\alpha)\right) \geq 1 - \frac{\beta_0}{2}$$

より

$$\frac{\sqrt{n}(\delta-|\Delta|)}{\sigma} - z(1-\alpha) \geq z(1-\frac{\beta_0}{2})$$

が導かれ，次の n が得られる．

$$n \geq \left\{ z(1-\alpha) + z(1-\frac{\beta_0}{2}) \right\}^2 \left\{ \frac{\sigma}{(\delta-|\Delta|)} \right\}^2. \tag{3.29}$$

まとめ 標準偏差 σ が既知のとき，同等性の仮説

$$H: \theta \leq -\delta \quad または \quad \theta \geq \delta, \qquad K: -\delta < \theta < \delta$$

を，有意水準 α，検出力 β_0 で検定するための最小必要症例数は，$\Delta = \mu - \mu_0$ と同等性マージン δ を与えたとき，(3.29) 式で与えられる (Chow S.C, Shao J, Wang H 2003, p.54)．

参考文献

McClave, J.T. and Dietrich, II, F.H. (1985): *Statistics*, 3rd edn. Dellen Publishing Co., San Francisco, California.

Wellek S. (2003): *Testing Statistical Hypotheses of Equivalence*, Chapman & Hall/CRC.

Chow S.C., Shao J., and Wang H. (2003): *Sample Size Calculations in Clinical research*, CRC Press.

付録
A. 標準正規分布の累積分布

確率変数 X が平均 $\mu(=E(X))$, 分散 $\sigma^2(=V(X))$ の正規分布に従うとき, $X \sim N(\mu,\sigma^2)$ と表す. さらに $X_i \ (i=1,...,n)$ が互いに独立で同一の $N(\mu,\sigma^2)$ に従うときは, $X_i \stackrel{iid}{\sim} N(\mu,\sigma^2)$ と表す. $X \sim N(\mu,\sigma^2)$ を標準化した

$$Z = \frac{X - E(X)}{\sqrt{V(X)}} = \frac{X - \mu}{\sigma}$$

は $E(Z)=0, V(Z)=1$ となり, 標準正規分布 $N(0,1)$ に従う. ここで X を $\bar{X}(=\frac{1}{n}\sum X_i)$ におき替えると

$$Z = \frac{\bar{X} - E(\bar{X})}{\sqrt{V(\bar{X})}} = \frac{\sqrt{n}(\bar{X}-\mu)}{\sigma} \sim N(0,1) \tag{3.30}$$

である.

症例数設定の問題では, 標準正規分布の累積分布 $\Phi(x)$ に関して, 次の関係式が頻繁に使われる.

$$\theta = \Phi(z(\theta)) = P(Z < z(\theta))$$

ここで, $z(\theta)$ は標準正規分布の $100 \times \theta$ パーセンタイルである. 図3.4に $\theta = \Phi(z(\theta))$ の関係を与えた. 図より明らかなように, $z(\theta)$ と θ は一対一に対応している.

標準正規分布は平均値 0 に対して対称なので等式

$$z(\alpha) = -z(1-\alpha) \tag{3.31}$$

が成り立つ. この等式から, 累積分布関数に関する次の等式が導かれる.

$$\Phi(z(\alpha)) = \Phi(-z(1-\alpha)) = 1 - \Phi(z(1-\alpha)) \tag{3.32}$$
$$= 1 - \Phi(-z(\alpha)). \tag{3.33}$$

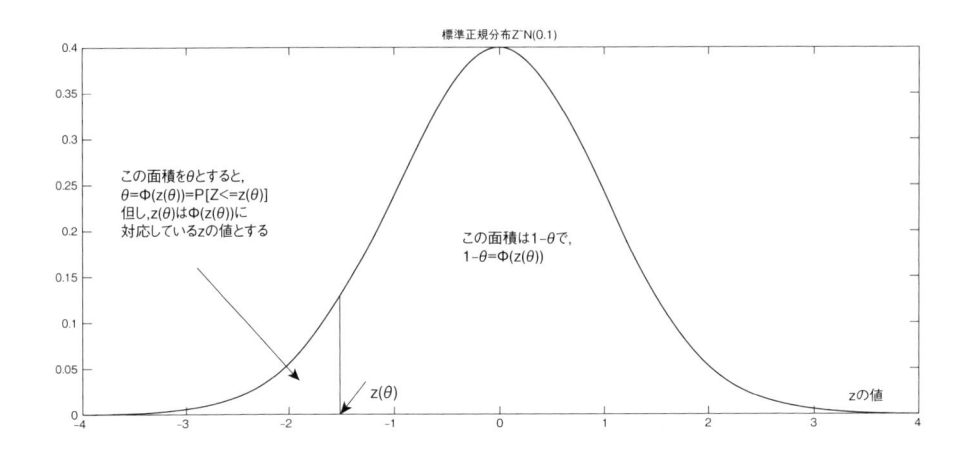

図 **3.4** 標準正規分布：$\theta = \Phi(z(\theta))$ の関係

B. 非心 χ^2 分布，非心 F 分布，非心 t 分布の定義

定義 B.1 確率変数 $X_1, ..., X_v$ が互いに独立で，平均 ξ_i，分散 1 の正規分布 $N(\xi_i, 1)$ $(i = 1, ..., v)$ に従うとき，確率変数 $U = \sum_{i=1}^{v} X_i^2$ は自由度 v，非心パラメータ $\delta = \left(\sum_{i=1}^{v} \xi_i^2\right)^{\frac{1}{2}}$ の**非心 χ^2 分布**に従うという．この分布を，記号 $U \sim \chi_{v,\delta}^2$ で表す．

定義 B.2 U_1 と U_2 は互いに独立な確率変数で，$U_1 \sim \chi_{v_1,\delta}^2$, $U_2 \sim \chi_{v_2}^2$ であるとき，
$$V = \left(\frac{U_1}{v_1}\right) / \left(\frac{U_2}{v_2}\right)$$
は自由度が v_1 と v_2，非心パラメータ δ の**非心 F 分布**に従うといい，記号 $V \sim F_{v_1,v_2,\delta}$ で表す．

定義 B.3 X と U はに互い独立な確率変数で，$X \sim N(\delta, 1)$, $U \sim \chi_v^2$ のとき
$$W = \frac{X}{(U/v)^{\frac{1}{2}}}$$
は自由度が v，非心パラメータ δ の**非心 t 分布**に従うといい，記号 $W \sim t_{v,\delta}$

と表す.

例 B.1 確率変数 X_i $(i = 1, ..., n)$ と Y_j $(j = 1, ..., m)$ はすべて互いに独立な確率変数で, $X_i \overset{iid}{\sim} N(\mu_X, \sigma^2)$, $Y_i \overset{iid}{\sim} N(\mu_Y, \sigma^2)$ を仮定する.

$$\text{帰無仮説 } H : \mu_X = \mu_Y, \quad \text{対立仮説 } K : \mu_X \neq \mu_Y$$

の検定に,検定統計量

$$T = \frac{(\bar{X} - \bar{Y})}{\widehat{\sigma}\sqrt{\frac{1}{n} + \frac{1}{m}}}$$

が用いられる. T は, $K : \mu_X \neq \mu_Y$ の下で,自由度 $(n+m-2)$, 非心パラメータ

$$\delta = (\mu_X - \mu_Y)/\sigma\sqrt{\frac{1}{n} + \frac{1}{m}}$$

の非心 t 分布に従うことが知られている.ただし, $\widehat{\sigma}^2$ は X_i と Y_j の標本分散

$$S_X^2 = \frac{1}{n-1}\sum_{i=1}^{n}\left(X_i - \bar{X}\right)^2, \quad S_Y^2 = \frac{1}{m-1}\sum_{i=1}^{m}\left(Y_i - \bar{Y}\right)^2$$

をプールした

$$\widehat{\sigma}^2 = \frac{1}{n+m-2}(n-1)S_X^2 + (m-1)S_Y^2$$

である.このことを,以下に示す.

統計量 T の分子と分母を $\sigma\sqrt{\frac{1}{n} + \frac{1}{m}}$ で割ると

$$T = \frac{\bar{X} - \bar{Y}}{\sigma\sqrt{\frac{1}{n} + \frac{1}{m}}} \Big/ \Big(\frac{\widehat{\sigma}}{\sigma}\Big).$$

$K: \mu_X \neq \mu_Y$ の下で,右辺の分子は平均 $\delta = (\mu_X - \mu_Y)/\sigma\sqrt{\frac{1}{n} + \frac{1}{m}}$, 分散 1 の正規分布 $N(\delta, 1)$ に従う.また, $\sum_{i=1}^{n}\left(X_i - \bar{X}\right)^2/\sigma^2$ と $\sum_{j=1}^{m}\left(Y_i - \bar{Y}\right)^2/\sigma^2$ は互いに独立で,それぞれ χ_{n-1}^2 と χ_{m-1}^2 に従い, χ_{n-1}^2 と χ_{m-1}^2 に従う二つの確率変数が互いに独立であるとき,その和は自由度 $n-1+m-1 = n+m-2$

のカイ二乗分布 χ_{n+m-2} に従うことが知られているから,分母は

$$\sqrt{\frac{\widehat{\sigma}^2}{\sigma^2}} = \sqrt{\frac{\sum\limits_{i=1}^{n}\left(X_i - \bar{X}\right)^2}{\sigma^2(n+m-2)} + \frac{\sum\limits_{j=1}^{m}\left(Y_i - \bar{Y}\right)^2}{\sigma^2(n+m-2)}}$$

$$= \sqrt{\frac{\chi_{n-1}^2}{(n+m-2)} + \frac{\chi_{m-1}^2}{(n+m-2)}} = \sqrt{\frac{\chi_{(n+m-2)}^2}{(n+m-2)}}$$

と表される.最後に,$\bar{X} - \bar{Y}$ と $\widehat{\sigma}\sqrt{\frac{1}{n} + \frac{1}{m}}$ が独立であることが数学的に示されていることを使えば

$$\frac{\bar{X} - \bar{Y}}{\widehat{\sigma}\sqrt{\frac{1}{n} + \frac{1}{m}}} = \frac{N\left(\delta, 1\right)}{\sqrt{\frac{\chi_{(n+m-2)}^2}{(n+m-2)}}}$$

は非心パラメータ δ,自由度 $n+m-2$ の非心 t 分布に従う.

第4章　中間解析

4.1　中間解析の目的と問題点

　臨床試験，特に臨床第 III 相試験は，しばしば試験期間が長期にわたる．その理由はいくつかあるが，その一つは，臨床第 III 相試験は有効性の証明を目的としており，十分な検出力を確保する必要があること，そのために一般的に目標症例数が多くなり，症例の組み入れに時間がかかること，二つ目の理由として，例えば悪性腫瘍，AIDS などの致死的な疾患では，腫瘍の縮小等の代替評価項目ではなく，死亡までの期間すなわち生存期間を主要評価項目とすることが望ましく，その場合，各症例を長い期間にわたって観察する必要があることが上げられる．

　臨床試験を開始する前に，必要とされる症例数が統計学的な観点から算出される．例えば，試験治療群を対照群に対して比較する 2 群間の並行群間比較試験において，反応変数の平均値の差の違いを検定することが計画されているとしよう．前章で解説したように，このとき必要症例数は，まず，試験治療群が対照群に対して有しているべき，臨床的に意義のある最低限の差（効果）を見積もり，次に，試験治療と対照群の間に本当にその差があると想定した場合の検定の検出力を計算し，最後に，この検出力が 90% あるいは 80% など，十分に高くなるように設定される．

　このとき，真の効果が，想定された臨床的意義をもつ最低限の効果より大きければ，設定された症例数は多すぎることになり，より少ない症例数で結論を見出せることになる．それにもかかわらず，最終解析まで結論を待てば，対照群に割り付けられた症例に対して，新規治療をうける機会を奪うことになる．あるいは，その開始を不必要に遅らせてしまうため，倫理的に好ましくない．さらに，なるべく早く結論を出し，論文等の形での公表，あるいは

新薬であれば承認申請を速やかに行うことで,得られた知見を速やかに患者に届けることもできる.逆に,期待どおりの効果が無い場合には,いち早く試験を終了することで,被験者に対して,効果の無い治療を不必要に継続することをさけることができる.

中間解析とは,次の (1),(2),(3) を目的として最終時点の解析以前に行う,早期の決定を下すための解析のことである.

(1) 不必要に試験期間を長引かせることを避け,新規治療が有効である場合には,より早期に有効性を確立する
(2) 無効である場合には,なるべく早期に試験を中止する
(3) 安全性に問題がないかを確認する

中間解析では,最終時点でのみ解析する通常の場合には見られない,いくつかの問題が生じる.その一つは,仮説検定が複数回実施される可能性から生じる**検定の多重性**の問題である.これは,次のような問題である.

仮説検定では,帰無仮説と対立仮説を設定し,p 値を算出して,p 値が事前に設定した有意水準 α を下回った場合に,帰無仮説が否定され対立仮説が採択される.有意水準は,通常 5% に設定される.このことは,帰無仮説を「治療効果がない」,対立仮説を「治療効果あり」とするとき,実際には治療効果がないにもかかわらず,治療効果あり,と誤って判定する確率が 5% 以下であることを意味しており,このことが,帰無仮説を否定して対立仮説を証明する根拠となる.ところが,中間解析を行えば仮説検定が複数回実施される可能性が生じるため,各回の検定を有意水準 5% で行うと,全体での第一種の誤りの確率は 5% を上回ってしまう.ここで,全体での第一種の誤りとは,帰無仮説が真のとき,複数回行われる検定のうちで,どこかで誤って有意と判定される確率のことである.全体での第一種の誤りの確率を 5% におさえるためには,各回の検定の有意水準は 5% より小さな値に定める必要がある.次の例で,このことを具体的に見てみよう.

例 4.1 新規治療と既存治療の比較を目的とした臨床試験で,中間解析を 1 回行って,2 回目が最終解析である場合を考える.主要評価項目は連続型とし,新規治療群と既存治療群の最終解析での症例数はそれぞれ N_1, N_2 と

し，$N = N_1 + N_2$ とする．$X_i, i = 1, 2, ..., N_1$ を新規治療群の i 番目症例の反応を示す互いに独立な確率変数とし，$X_i \sim N(\mu_x, \sigma^2)$ とする．同様に，$Y_i, i = 1, 2, ..., N_2$ を既存治療群の i 番目の症例の反応を示す確率変数とし，$Y_i \sim N(\mu_y, \sigma^2)$ とする．簡単のため分散 σ^2 を既知とし，一般性を失うことなく 1 と仮定する．帰無仮説を $H_0 : \mu_x = \mu_y$，片側対立仮説を $H_1 : \mu_x > \mu_y$ とし，新規治療群の症例数が n_1 例，既存治療群の症例数が n_2 例のときに，中間解析を行うものとする．また，$\bar{X}^{(1)}$ と $\bar{Y}^{(1)}$ を中間解析時の新規治療群および既存治療群の標本平均とし，$\bar{X}^{(2)}$ と $\bar{Y}^{(2)}$ を最終解析時の標本平均として，中間解析時には検定統計量

$$Z_1 = \frac{\bar{X}^{(1)} - \bar{Y}^{(1)}}{\sqrt{V(\bar{X}^{(1)} - \bar{Y}^{(1)})}}$$

を用い，最終解析時には

$$Z_2 = \frac{\bar{X}^{(2)} - \bar{Y}^{(2)}}{\sqrt{V(\bar{X}^{(2)} - \bar{Y}^{(2)})}}$$

を適用する．すなわち，中間解析時では $Z_1 \geq c_1$ のとき対立仮説を有意とし，最終解析時では $Z_2 \geq c_2$ のとき有意とする．Z_1, Z_2 が標準正規分布 $N(0,1)$ に従うから，各回の検定を片側 5% 有意水準で行う場合，棄却限界値は $c_1 = 1.96, c_2 = 1.96$ となる．

中間解析を 1 回行う臨床試験で 1 回目の検定が有意となるのは，$Z^{(1)} \geq c_1$ となる場合である．2 回目の検定が有意になるのは，1 回目の検定が有意にならず，2 回目の検定が有意になる場合，つまり，$Z_1 < c_1$ かつ $Z_2 \geq c_2$ となる場合である．したがって，全体での第一種の誤りの確率は，

$$P(Z_1 \geq c_1 : H_0) + P(Z_1 < c_1, Z_2 \geq c_2 : H_0) \tag{4.1}$$

で与えられる．ただし，$P(A : H_0)$ は，帰無仮説のもとで起きる事象 A の確率を表す．各回の検定を片側 5% の有意水準で行うと，第 1 項は 5% となり，第 2 項は正の値をとるから，全体での第一種の誤りの確率は 5% を超えてしまう．いいかえれば，全体での第一種の誤りの確率を 5% とするためには，各

回の検定の有意水準を 5% 未満に設定しておかなければならない．具体的な設定の仕方については，4.2 節で解説する．

臨床試験で得られるデータは症例報告書 (Case Report Form, CRF) に記録され，データセンターに回収され，固定される．中間解析では，中間時試験途中に症例報告書を回収し，データを固定した上で解析が行われる．この解析では，マスク化を行っている試験であっても，マスク化を解除してデータの解析が行われる．試験が継続される場合，たとえ中間時点での解析とはいえ解析結果が明らかとなった上で試験が継続されることは，様々なバイアスの原因ともなる．中間解析で起こりえるこれらのバイアスを排除するために，独立データモニタリング委員会が重要な役割を果たす．その役割を，4.4 節で解説する．

4.2 くり返し仮説検定

くり返し仮説検定は，文字通り，最終時点以前に何度か仮説検定を実行する方法で，中間解析の方法として頻繁に用いられている．前節で説明した通り，くり返し仮説検定では，検定の多重性を適切に調整する必要がある．本節では，まず比較的簡単で理解しやすい **Slud–Wei 法** と呼ばれる調整法 (Slud and Wei 1982) を解説し，次に広範に用いられている **アルファ消費関数** による調整法 (Lan and DeMets, 1989) を解説する．

4.2.1 Slud–Wei 法

簡単のため，例 4.1 の場合を考えて Slud–Wei 法を説明する．つまり，中間解析を 1 回行い，最終解析と併せて，2 回解析する場合である．このとき，全体での第一種の誤りの確率は，上の (4.1) 式で与えられた．これが当初設定した有意水準 α に一致するように c_1, c_2 を設定してやればよいので，$\alpha_1 + \alpha_2 = \alpha$ となるように，α_1（したがって α_2）を決め，(4.1) の第 1 項，第 2 項をそれぞれ α_1, α_2 に一致するようにしてやればよい．すなわち，初めに

$$P(Z_1 \geq c_1; H_0) = \alpha_1$$

となるように c_1 を決める．例 4.1 の場合は，Z_1 は標準正規分布に従うことを利用して c_1 を決めることができる．いま，例として $\alpha_1 = 0.01, \alpha_2 = 0.04$ としておくと，c_1 は，標準正規分布の上側 1% 点であるので，SAS あるいは R などの統計解析用ソフトウェアの標準正規分布のパーセント点を求める関数などにより，$c_1 = 2.33$ と求めることができる．次に，c_2 を決めるには，その $c_1 = 2.33$ を (4.1) 式に代入して，$\alpha_2 = 0.04$ とおいた方程式

$$P(Z_1 < 2.33, Z_2 \geq c_2; H_0) = 0.04 \tag{4.2}$$

を満たす c_2 を求めればよい．以下にその概略を述べる．(4.2) の左辺の確率は Z_1 と Z_2 の同時確率分布から求められるので，その同時確率分布を知る必要がある．例 4.1 の場合であれば，Z_1 と Z_2 の同時確率分布は，帰無仮説のもとで，平均ベクトル 0 の二変量正規分布に従う．その相関行列を

$$\Sigma_1 = \begin{pmatrix} 1 & \sigma_{12} \\ \sigma_{12} & 1 \end{pmatrix}$$

とおくことにしよう．実際には σ_{12} を導出しなくてはならないが，その部分は省略することにする．(4.2) 式の左辺は

$$P(Z_2 \geq c_2, Z_1 < c_1; H_0) = \int_{c_2}^{\infty} \int_{-\infty}^{c_1} f_2(z_1, z_2) dz_1 dz_2 \tag{4.3}$$

と表される．ただし，$f_2(z_1, z_2)$ は，(Z_1, Z_2) が従う二変量正規分布 $N(0, \Sigma_1)$ の確率密度関数である．よって，(4.3) 式の右辺が α_2 に等しくなるように c_2 を定めてやればよい．しかしながら，この説明は本書の範囲を超えるため省略する．興味のある読者は，Jennison and Turnbull (1999) を参照されたい．

以上は，例 4.1 の場合に即して説明したが，評価項目が二値などの場合でも，Z_1, Z_2 の同時確率分布が正規分布で近似できれば，同様な計算によって c_1, c_2 を定めることができる．

検定回数が $K(> 2)$ 回の場合も，以下のようにして，同様の議論ができる．k 回目の検定で用いる検定統計量を Z_k とし，簡単のために片側検定を行うこととし，棄却域を (c_k, ∞) とする．このとき，全体での第一種の誤りの確率

は，次の様に与えられる．

$$P(Z_1 \geq c_1 \ or \ Z_2 \geq c_2 \ or \ldots or Z_K \geq c_K; H_0) =$$
$$P(Z_1 \geq c_1; H_0) + P(Z_2 \geq c_2, \ Z_1 < c_1; H_0)$$
$$+ P(Z_3 \geq c_3, \ Z_1 < c_1, \ Z_2 < c_2; H_0)$$
$$+ \cdots$$
$$+ P(Z_K \geq c_K, \ Z_1 < c_1, \ Z_2 < c_2, ..., Z_{K-1} < c_{K-1}; H_0). \quad (4.4)$$

したがって，$\sum_{k=1}^{K} \alpha_k = \alpha$ となるような，$\alpha_1, \alpha_2, ..., \alpha_K$ を用意して，(4.4) の右辺の第 k 項がそれぞれ α_k に一致するように，c_k を定めてやればよい．具体的には，次の様に行う．

Step 1. $P(Z_1 \geq c_1) = \alpha_1$ を満たすように，c_1 を決める．これは Z_1 の帰無仮説下で従う確率分布から求めることができる．

Step 2. Step 1 で求めた c_1 を用いて，$P(Z_2 \geq c_2, Z_1 < c_1) = \alpha_2$ なる c_2 を求める．

Step 3. Step 1,2 で求めた c_1, c_2 を用いて，$P(Z_3 \geq c_3, Z_2 < c_2, Z_1 < c_1) = \alpha_3$ となるように c_3 を求める．

Step 4. 以下，同様にして，$c_4, ..., c_K$ を求める．

実際に $c_1, c_2, ..., c_K$ を求めるには，$P(Z_1 \geq c_1)$, $P(Z_2 \geq c_2, Z_1 < c_1)$, $P(Z_3 \geq c_3, Z_2 < c_2, Z_1 < c_1)$ といった量を評価する必要がある．それには $Z_1, Z_2, ..., Z_K$ の同時分布が必要である．症例数が大きい場合には，中心極限定理の応用により，$(Z_1, Z_2, ..., Z_K)$ の同時確率分布は，適当な分散共分散行列 Σ をもつ K 次元の多変量正規分布 $N_K(0, \Sigma)$ で近似される．

4.2.2 アルファ消費関数法

前節で説明した Slud and Wei 法は，解析回数 K ならびに解析時点をあらかじめ固定し，さらに $\alpha_1 + \alpha_2 + \cdots + \alpha_K = \alpha$ なる $\alpha_1, \alpha_2, ..., \alpha_K$ を固定したとき実行可能な方法であった．例えば，目標症例数が 150 例で，解析を 3 回行うとし，中間解析を 50 例と 100 例のときに実施し，$\alpha_1 = 0.01$, $\alpha_2 = 0.02$,

$\alpha_3 = 0.02$ という具合にあらかじめ定めたときの方法であった．しかしながら，実際の臨床試験では，解析時点を固定する試験は制約的で実施し難く，状況に応じて解析時点を変更したいという要求が生じる場合がある．また，たとえ解析時点を事前に固定したとしても，中間解析を実際に実施する時期は，症例報告書を固定するための実務に要する時間のため，いくらかずれるのが通常である．**アルファ消費関数**による方法（アルファ消費関数法）は，このような状況に対処できる柔軟な方法である．本節では，アルファ消費関数法を解説する．

アルファ消費関数法では，中間解析時点を 0 から 1 の間に標準化した τ という記号で表される時間を使う．例えば，1000 例の目標症例数の試験で，300 例の時点で中間解析を行う場合には，$\tau = 300/1000 = 0.3$ の時点で中間解析すると考える．$\tau = 0$ が試験開始時点に対応し，$\tau = 1$ が最終解析時点に対応する．**アルファ消費関数** $g(\tau)$ とは，次の 1〜3 を満たす関数のことである．ただし，3. の α は，考えている検定の有意水準である．

1. $0 \leq \tau \leq 1$ の τ に対して定義されている
2. τ の単調増加関数
3. $g(0) = 0, g(1) = \alpha$

Slud-Wei 法は，$\sum_{k=1}^{K} \alpha_k = \alpha$ となるような $\alpha_1, \alpha_2, ..., \alpha_K$ を試験開始時点に用意しておき，検定の棄却域を決定する方法であった．これに対して，アルファ消費関数法では，解析時点 $\tau_1, \tau_2, \ldots, \tau_K(=1)$，およびアルファ消費関数 $g(\tau)$ が与えられているとして，次の様に $\alpha_k, k = 1, 2, \ldots, K,$ を指定する．簡単のため，$K = 3$ の場合，つまり最終時点を含め解析時点を $\tau = \tau_1, \tau_2, \tau_3(=1)$ で 3 回解析する場合を考える．このとき，α_1, α_2 をアルファ消費関数から

$$\alpha_1 = g(\tau_1)$$
$$\alpha_2 = g(\tau_2) - g(\tau_1)$$
$$\alpha_3 = g(\tau_3) - g(\tau_2) = \alpha - g(\tau_2)$$

のように定める．このように定めると，確かに $\alpha_1 + \alpha_2 + \alpha_3 = \alpha$ が満たさ

れる．図 4.1 に，アルファ消費関数と，τ_1, τ_2, τ_3 および $\alpha_1, \alpha_2, \alpha_3$ の関係を図示した．$\sum_{k=1}^{3} \tau_k = \alpha$ と分割できていることがわかるであろう．

解析回数が $K(> 3)$ 回の場合でも同様に行うことができる．解析時点を $\tau_1, \tau_2, ..., \tau_K$ とするとき α_k を $\alpha_k = g(\tau_k) - g(\tau_{k-1}), k = 1, \ldots, K$, とすればよい．アルファ消費関数の時点 τ での値 $g(\tau)$ は，時点 τ までに消費しているアルファの累積を表している．$\alpha_k, k = 1, 2, \ldots, K$, から各時点での解析における棄却域を決定するには Slud–Wei 法と同様にすればよい．

代表的なアルファ消費関数として

Pocock 型：$g(\tau) = \alpha log(1 + (e-1)\tau)$
O'Brein-Flleming 型：$g(\tau) = 2\{1 - \Phi(\frac{z^{\alpha/2}}{\sqrt{\tau}})\}$

が挙げられる．ここで，$\Phi(x)$ は標準正規分布の分布関数である．何故このような関数が用いられるかは後述するブラウン運動の深い理論に関係があり，本書の範囲を超えるため省略するが，それぞれを図示すると図 4.2 のようになる．

$g(\tau)$ は，帰無仮説のもとで，時点 t までに棄却される確率を示している．つまり，この値が高いほど，検定は時点 τ までに棄却されやすくなる．したがって，図 4.2 より，Pocock 型を用いたほうが，O'Brein–Fleming 型を用いるよりも，早期に棄却されやすいことが分かる．各回の検定に対応する α_k は，$k-1$ 回目までに棄却されずに，k 回目に棄却される確率を示している．先に説明したように，$\alpha_k = g(\tau_k) - g(\tau_{k-1})$ で決まることから，よりこう配の大きいほうが，この値が大きくなる．図 4.2 からわかるように，O'Brein–Fleimng 型のほうが，最終時点に近い時点でのこう配が急であり，O'Brein–Fleming 型はより後半の解析を重要視していることになる．

アルファ消費関数法を実行するには，各中間解析での検定統計量間の分散共分散行列を求める必要がある．例 4.1 の仮説検定問題を再び取り上げ，分散共分散行列を求め方を具体的に解説しよう．

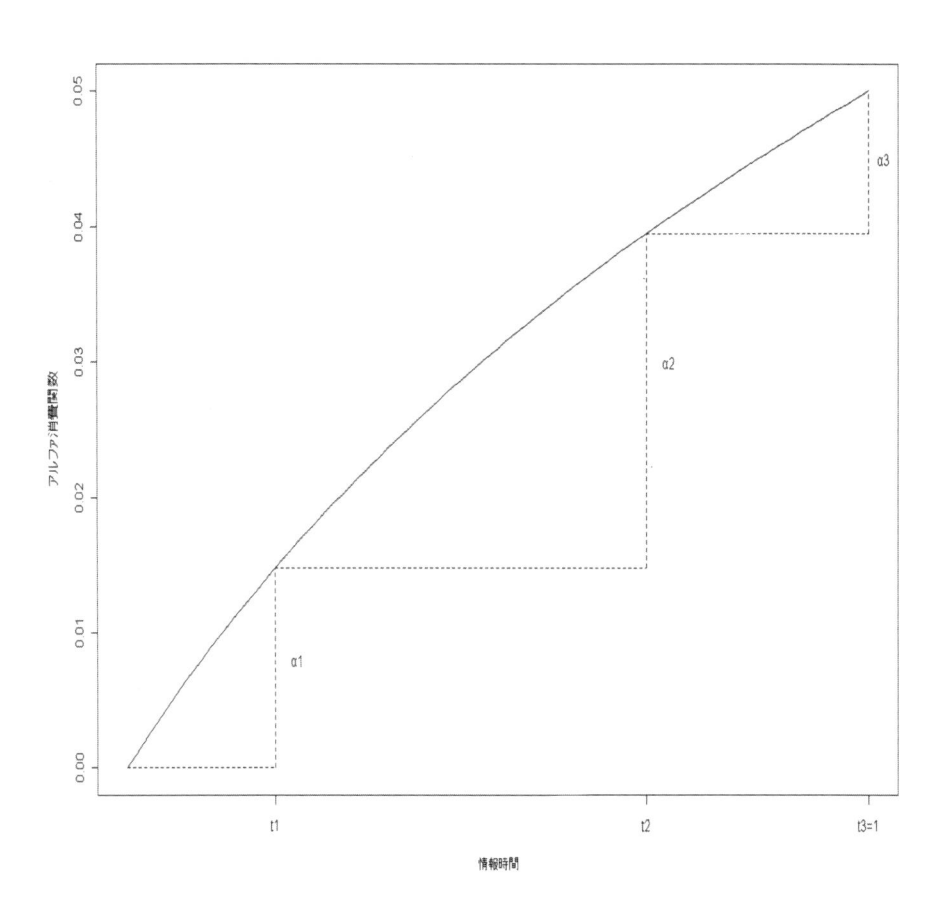

図 4.1 アルファ消費関数により決められる各解析時点で消費するアルファ

例 4.1（続き）.

例 4.1 において，最終解析を時点 T で行うこととする．時点 t での新規治療群の症例数を $N_1(t)$，既存治療群の症例数を $N_2(t)$ とする．

$$\bar{X}(t) = \frac{1}{N_1(t)} \sum_{i=1}^{N_1(t)} X_i$$

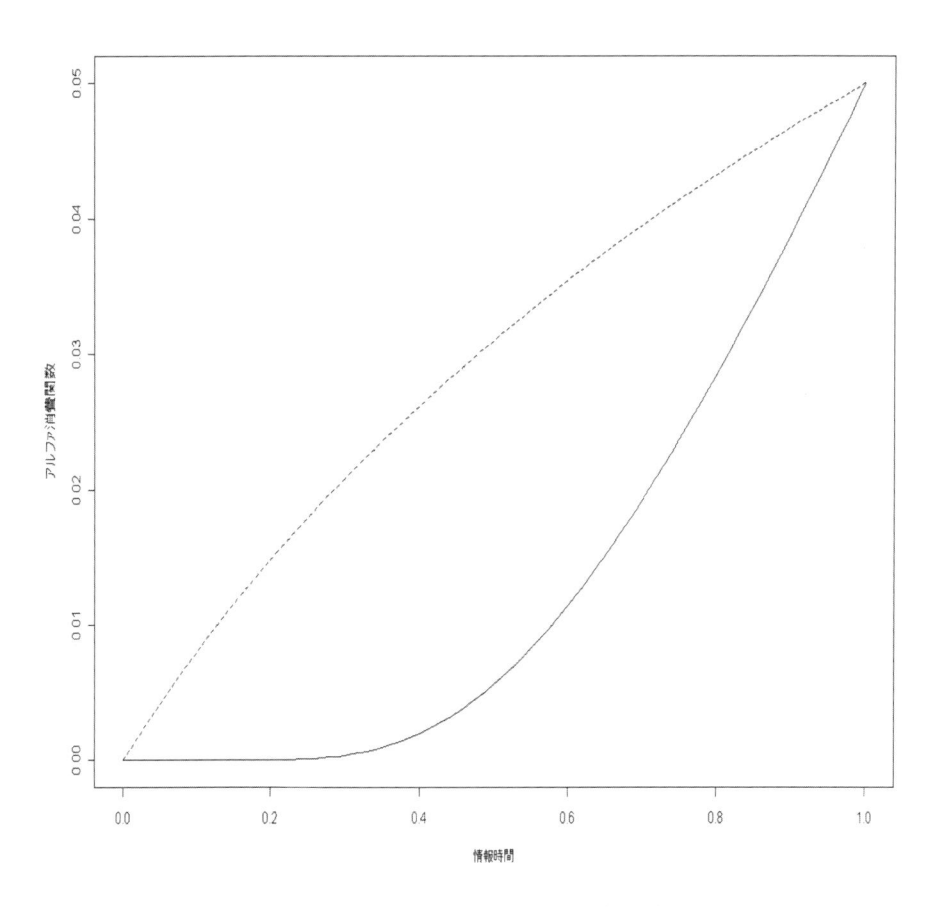

図 **4.2** O'Brein–Fleming 型（点線）および Pocock 型（実線）のアルファ消費関数

$$\bar{Y}(t) = \frac{1}{N_2(t)} \sum_{i=1}^{N_2(t)} Y_i$$

とし，検定統計量を

$$Z(t) = \frac{\bar{X}(t) - \bar{Y}(t)}{\sqrt{V(\bar{X}(t) - \bar{Y}(t))}}$$

とする．これらは，時点 t で解析対象となる症例から求められる統計量である．$V(\bar{X}(t)-\bar{Y}(t))$ は，$\{X_i : i = 1, 2, ..., N_1(t)\}$ と $\{Y_i : i = 1, 2, ..., N_1(t)\}$ が互いに独立であることと，分散の計算公式を用いると，

$$V(\bar{X}(t) - \bar{Y}(t)) = V(\bar{X}(t)) + V(\bar{Y}(t))$$
$$= \{\frac{1}{N_1(t)} + \frac{1}{N_2(t)}\}$$

と計算される．

$$I(t) = \frac{1}{\{\frac{1}{N_1(t)} + \frac{1}{N_2(t)}\}}$$

とおく．$I(t)$ は，時点 t での検定統計量の分散の逆数であるから，時点 t における検定統計量の精度を表す．$\tau(t) = I(t)/I(T)$ とおく．$\tau(t)$ は，統計量の最終解析時の精度に対する解析時点での精度の比であるから，最終解析で予定されている情報に対して，時点 t でどの程度の情報が得られているかを表している．$\tau(t)$ は**情報分数** (information fraction)，あるいは**情報時間**とよばれる．アルファ消費関数法の特徴は，情報時間 $\tau(t)$ に基づいて解析時点を定めるところにある．つまり，上述の例のように，1000 例の目標症例数の試験で 300 例の所で中間解析を行うなど従来の中間解析法を飛躍的に柔軟化した方法である．

さて，時点 s, t において指定された情報時間 $\tau = \tau_1 = \tau(s)$，$\tau_2 = \tau(t)$ で中間解析が行われるとする．このとき，検定統計量 $Z(\tau)$ の分散共分散行列を求めよう．$Z(\tau)$ の分散は，明らかに $V(Z(\tau)) = 1$ である．情報時間 τ_1 と τ_2 での $Z(\tau_1)$ と $Z(\tau_2)$ の共分散を求めよう．$\tau_1 < \tau_2$ の場合は

$$\bar{X}_2(t) = \frac{N_1(\tau_1)}{N_1(\tau_2)}\bar{X}_1(t) + \frac{1}{N_1(\tau_2)} \sum_{i=N_1(\tau_1)+1} N_1(\tau_2) X_i$$
$$\bar{Y}_2(t) = \frac{N_1(\tau_1)}{N_1(\tau_2)}\bar{Y}_1(t) + \frac{1}{N_1(\tau_2)} \sum_{i=N_1(\tau_1)+1} N_1(\tau_2) Y_i$$

から，$\{X_i : i = 1, 2, ..., N_1(t)\}$ と $\{Y_i : i = 1, 2, ..., N_1(t)\}$ が互いに独立で

あること，$\{X_i : i = 1, 2, ..., N_1(s)\}$ と $\{X_i : i = N_1(s) + 1, 2, ..., N_1(t)\}$ が互いに独立であること，および $\{Y_i : i = 1, 2, ..., N_2(s)\}$ と $\{Y_i : i = N_2(s) + 1, 2, ..., N_2(t)\}$ が互いに独立であることに注意して，分散の公式を適用すれば

$$\mathrm{Cov}\bigg(Z(\tau_1), Z(\tau_2)\bigg) = \sqrt{\frac{\tau_1}{\tau_2}}$$

が容易に導かれる．$\tau_1 > \tau_2$ の場合も同様な式が導かれ，両者を統一すれば共分散は，次のような一般式で表される．

$$\mathrm{Cov}\bigg(Z(\tau_1), Z(\tau_2)\bigg) = \frac{1}{\sqrt{\tau_1 \tau_2}} \min(\tau_1, \tau_2). \tag{4.5}$$

以上は，例 4.1 を取り上げてアルファ消費関数法を解説したが，これは分散が既知の場合であった．分散が未知，また二値や生存時間など正規分布でない状況に適用するためには上の議論をブラウン運動の数理を使って統一的に発展させる必要がある．この数理は，本書のレベルを超えるので省略するが，以下要点だけを解説しておく．

定義 4.1 ある添え字の集合 I の要素 x で添え字付けられた確率変数の集まりのことを**確率過程**という．$\{W(x); x \in [0,1]\}$ は，各 $x \in [0,1]$ を添え字とする確率変数 $W(x)$ の全体を表しており，確率過程である．特に，$W(x)$ が正規分布に従うとき**正規確率過程**という．

定義 4.2 定義（ブラウン運動，ウィナー過程） 以下の性質を満たす正規確率過程 $\{W(x); x \in [0,1]\}$ をドリフト θ をもつ区間 $[0,1]$ 上のブラウン運動（ウィナー過程）という．

1. $E[W(x)] = \theta x$
2. $V(W(x)) = x$
3. $\mathrm{Cov}(W(x_1), W(x_2)) = \min(x_1, x_2)$

さて，上で解説した例 4.1（つづき）の枠内で考えよう．情報時間 $\tau(t)$，および検定統計量 $Z(t)$ に対して

$$B(\tau(t)) = \sqrt{\tau(t)}Z(t)$$

とおく．さらに $\theta = (\mu_x - \mu_y)\sqrt{I(t)}$ とおく．$I(t)$ は上で定義した統計量の精度である．このとき，上で求めた $Z(t)$ の分散と共分散の式 (4.5) から，次が導かれる．

$$E[B(\tau(t))] = \theta\tau(t) \qquad (4.6)$$
$$V(B(\tau(t))) = \tau(t) \qquad (4.7)$$
$$\mathrm{Cov}\{B(\tau_1), B(\tau_2)\} = \min(\tau_1, \tau_2) \quad (\tau_1 = \tau(s), \tau_2 = \tau(t)) \qquad (4.8)$$

したがって，ブラウン運動の定義から検定統計量 $Z(t)$ を $B(\tau(t)) = \sqrt{\tau(t)}Z(t)$ と変換した $B(\tau(t))$ は $\tau(t)$ を添え字とする確率過程

$$\{B(\tau(t)); \tau(t) \in [0,1]\}$$

であり，$[0,1]$ 上のブラウン運動であることが示される．ここで，ブラウン運度の定義での x は $\tau(t)$ に対応していることに注意が必要である．このように，中間解析における検定統計量の動きを，適当に"時間"を定義することによりブラウン運動に対応させることでブラウン運動の数理が一般の場合にも適用できアルファ消費関数法の広範な適用が可能となる．

4.2.3 生存時間解析での中間解析

本節では，生存時間を評価項目とした中間解析を解説する．生存時間を評価項目とする試験は，一般的に試験期間が長くなる．そのため，有効性が劣った不必要な治療を継続することは避けるべきであり，また，治療の有効性が勝るのであれば，より早期に結論づける必要性が高い．

生存時間を評価項目とする場合，評価項目（死亡までの期間など）が観察されない，打切りの問題が生ずる．打切りのある場合の群間比較の方法としては，logrank 検定が頻繁に用いられる．logrank 検定は，前節で取り上げた検定統計量より複雑な統計量であるが，ブラウン運動に基づいて，アルファ消費関数による中間解析が実施可能である．このことを，次の例で具体的に

見てみよう．

例 4.2. 例 4.1 と同様に，新規治療と既存治療の比較を目的とした臨床試験を考える．主要評価項目は生存時間とし，新規治療群と既存治療群の最終解析での症例数をそれぞれ N_1, N_2 とし，$N = N_1 + N_2$ とする．新規治療群のハザード関数を $\lambda_1(t)$ とし，既存治療群のハザード関数を $\lambda_2(t)$ とする．帰無仮説

$$H_0 : \lambda_1(t) = \lambda_2(t)$$

を対立仮説

$$H_1 : \lambda_1(t) \neq \lambda_2(t)$$

に対比する検定を想定し，比例ハザード性の仮定が成り立つとして，次のモデルを考える．

$$\lambda_1(t) = e^{\gamma} \lambda_0(t)$$

e^{γ} が新規治療法の既存治療に対するハザード比である．最終解析を時点 T で行うこととする．時点 t での新規治療群の症例数を $N_1(t)$，既存治療群の症例数を $N_2(t)$ として $N(t) = N_1(t) + N_2(t)$ とおく．時点 t における解析対象症例より求めた logrank 検定統計量を $Z(t)$ と書くことにする．ここでは logrank 検定統計量の定義は省略するが，適当に標準化することで，分散を 1 とした統計量を考えることにする．このとき，帰無仮説 $\theta = 0$ のもとで，近似的に

$$Z(t) \sim N(0, 1)$$

を示すことができる．また，対立仮説の下では，真の対数ハザード比が γ であることから

$$Z(t) \sim N(\gamma\sqrt{I(t)}, 1)$$

を示すこともできる (Lan and Zacker (1993) など)．ただし，

$$I(t) = \{\frac{1}{N_1(t)} + \frac{1}{N_2(t)}\}^{-1}\frac{L(t)}{N(t)}$$

とし，$L(t)$ は時点 t での解析対象症例のうちで，両群で観察されたイベント数の和とする．ここで，

$$\tau(t) = I(t)/I(T)$$

とし，

$$B(\tau(t)) = \sqrt{\tau(t)}Z(t)$$

とおく．さらに，$\theta = \gamma\sqrt{I(t)}$ とおく．すると，連続型データの場合と同様に簡単な計算によって，次の式を示すことができる．

$$E[B(\tau(t))] = \theta\tau(t) \tag{4.9}$$
$$V(B(\tau(t))) = \tau(t) \tag{4.10}$$
$$\mathrm{Cov}\{B(\tau(s)), B(\tau(t))\} = \min(\tau(s), \tau(t)) \tag{4.11}$$

(4.9) 式 〜(4.11) 式はブラウン運動の定義 4.2 の 1〜3 にそれぞれ対応する．したがって，logrank 検定に対してもブラウン運動に基づいて，アルファ消費関数の方法を適用することができる（詳しくは Tsiatis (1982) や Lan and Zacker (1993) を参照されたい）．

さて，

$$\begin{aligned}I(t) &= \{\frac{1}{N_1(t)} + \frac{1}{N_2(t)}\}^{-1}\frac{L(t)}{N(t)} \\ &= \frac{N_1(t)}{N_1(t)+N_2(t)}\frac{N_2(t)}{N_1(t)+N_2(t)}L(t)\end{aligned}$$

と変形できるから，中間解析時点 t での両群の症例数の比 $N_1(t)/N_2(t)$ が t によらず一定値 c であれば，$\tau(t)/L(t) = c/(1+c)^2$ となり，$\tau(t)$ は 2 群の総イベント数 $L(t)$ に比例することがわかる．このことは，logrank 検定の分散がその時点までに得られている両群でのイベント数の和で決まることを意味し

ており，logrank 検定を行う際には，症例数でなくイベント数が検出力を決定することを意味している．このことから，目標症例数を設定するためには，必要とするイベント数を設定すればよいことが分かる．いい替えれば，目標とするイベント数に達した時点で解析を実施するデザインとなる．特に，両群の症例数が等しく $c=1$ のときには $\tau(t) = L(t)/4$ と簡単な式となる．上で，logrank 検定統計量を変換した $\{B(\tau(t)); \tau(t) \in [0,1]\}$ は，$\tau(t) = I(t)/I(T)$ により添え字付けられたブラウン運動に従うことが示されたので，アルファ消費関数法による中間解析を実施する場合，試験開始時点に定義すべき中間解析時点は $\tau(t)$ に対して与えることになる．例えば，$\tau(t) = 0.5$ のとき，中間解析の時点は，最終解析での目標とするイベント数の半数のイベントが観察された時点ということになる．

4.2.4 アルファ消費関数法を適用する際の留意点

臨床試験では，プロトコール作成時に中間解析する時点を設定する必要がある．また，統計学的な観点から目標症例数を設定する必要もある．中間解析を行う場合には，中間解析の方法を特定すれば検出力を評価することが可能となる．アルファ消費関数法を用いる場合には，情報時間の意味での解析時点と用いる消費関数の種類を決めれば，各時点での検定の棄却域が定まり，検出力の評価が可能となる．

アルファ消費関数法では，最終解析を基準とした情報時間（情報分数）が重要な役割を果たしていることを前章で学習した．例 4.1 の場合には，情報時間の大きさは，症例数に比例しており，生存時間を評価項目とした例 4.2 では，2 群での総イベント数に比例した．最終解析での症例数，あるいはイベント数は，検出力を評価することで設定される．目標症例数に満たないと検出力が不足することになり好ましくないのは当然であるが，アルファ消費関数法では目標症例数より多い場合も望ましくない．中間解析時点での有意水準 $\alpha_k, k=1,2,\ldots,K$, の決定は最終解析時の症例数を基準にして行われるので，目標症例数よりも多いとその基準が損なわれ各時点での検定の有意水準が妥当性を失うことになるからである．

アルファ消費関数法は解析回数と解析時点を柔軟に選択できる方法ではあるが，その選択は，データとは無関係に行う必要がある．また，中間解析を追加したからといって，必ずしも検出力が上がることを意味しておらず，解析回数と解析時点の設定は，検出力への影響も含めて慎重に行う必要がある．

アルファ消費関数としては，Pocock 型のものと O'Brein–Fleming 型のものが有名であるが，後者が広く用いられる傾向にある．それは O'Brein–Fleming 型の方が，前半の解析を厳しくしており，比較的少ない症例数で実施される早期の中間解析で，不適切に有効性が示される可能性が低いことによる．どのアルファ消費関数を用いればよいかの問題は，検出力だけではなく，各中間解析で何 % の確率で有効中止が起きるか，あるいは平均して何例の症例で試験が終了するかにもかかわっている．中間解析では，これらについても調べた上で計画を立て，プロトコールを作成することが必要である．

4.2.5 アルファ消費関数法の適用例

乳癌を対象とした Herceptin の術後補助療法の効果を検討した HERA 試験 (Piccart–Gebhart 2005) での中間解析を参考にして，実際の状況でのアルファ消費関数法の適用を具体的に見てみよう．4.2.1 節で見たように実際に中間解析を実行するには，棄却域を決定するための多重積分など，容易でない計算が要求される．そのため，専門の統計ソフトウェアを利用するのが実務上必要となる．ここでは中間解析用のソフトウェアである EAST5 を用いて実際の計算を行った結果を示す．

HERA 試験は，HER2 過剰発現早期乳癌症例に対する Herceptin の術後補助療法としての有効性を，再発までの期間 (Progression-free-survival, PFS) を主要評価項目として評価したオープンラベル試験で，Herceptin 一年投与群あるいは二年投与群を，術後補助療法を行わない観察群に対して比較することが目的とされている．ここでは一年投与群と観察群のみを考えることにする．この試験では，最終解析以前に有効性の早期中止を意図した中間解析を一回実施することが計画された．一年投与群と観察群の目標症例数は同数であるとし，中間解析は O'Brein-Fleming 型のアルファ消費関数により，情

報時間が 0.5 のとき（つまり，最終の目標イベント数の半数のイベントが得られた時点）行うことが計画された．検定の有意水準は両側 5% とし，一年投与群の観察群に対するハザード比が 0.77 であるときの検出力が 80% を超える症例数が目標とされた．以下ではこの設定に従って，EAST5 を用いて目標症例数や中間解析の実施に必要な様々な量を求めることとする．

表 4.1 は，EAST5 による解析結果である．表の第 1 列から第 3 列は，それぞれ「情報分数（情報時間）」,「累積イベント数」,「消費される累積アルファ」が与えてある．第 4 列と第 5 列の「境界」には，棄却限界値の「下限」と「上限」が与えてある．表より，中間解析時に消費されるアルファはわずか 0.3% で，対応する棄却限界値の絶対値は 2.963 であることが分かる．これは

$$P(|Z_1| \geq 2.963; H_0) = 0.003$$

に対応している．つまり，この中間解析時点での検定は両側有意水準 0.3% で実施していることになる．また，表 4.1 より，最終解析時点で消費するアルファは $0.05 - 0.003 = 0.047$ であり，棄却限界値の絶対値は 1.969 である．この意味は

$$P(|Z_1| < 2.963, |Z_2| \geq 1.969; H_0) = 0.047$$

であり，最終解析時点での検定の有意水準が 4.7% という意味ではない．最終解析時点の有意水準は

$$P(|Z_2| \geq 1.969; H_0) = 0.04895$$

である．

表 4.1 の第 6 列と第 7 列には，境界に達する確率が与えられている．この確率は，信頼限界を超える確率で，帰無仮説 H_0: $\lambda = 1$ と対立仮説 H_1: $\lambda = 0.77$ の下で算出されており，それぞれ「H_0 の元」,「H_1 の元」と表記されている．前者は，有意水準を表し，丸め誤差を除けば第 3 列の「消費される累積アルファ」の値に一致する．後者は，両群のハザード比が 0.77 のときの検出力を表している．表より，中間解析時点でのこの値は 0.164 である．このことか

ら，仮に期待通りハザード比 0.77 の効果があっても，中間解析で有意差がつく確率は 16.4% しかないことが分かる．表より，最終解析時点での検出力は 0.636 である．つまり，中間解析で有意とならず最終解析時点で有意となる確率は 63.6% であり，中間解析時点と併せて合計で目標の検出力 80% となる．

表 4.1 の第 6 列と第 7 列には「期待される症例数」と表記されている．この応用例では「試験が停止するまでに期待されるイベント数」のことである．「H_0 の元」と「H_1 の元」で与えられている．例えば，「H_1 の元」で与えられた 423 は，中間時点での解析は 230.65 イベントで行われ，停止する確率が 16.4% であり，停止しなかった場合に最終時点での解析が行われ，そのときの累積イベント数は 461.31 であるから

$$230.65 \times 0.164 + 461.30 \times (1 - 0.164) = 423.47$$

により計算される．

表 4.2 は，Pocock 型のアルファ消費関数を用いた場合の表 4.1 に対応する表である．表より，中間時点での検定の棄却限界値の絶対値は 2.157，最終時点での検定の棄却限界値の絶対値は 2.201 とほぼ同じ値であることが分かる．この棄却限界値は，それぞれ，有意水準 3.10%，2.77% で検定することに対応する．このように Pocock 型の消費関数は各解析でほぼ同じ有意水準の仮説検定をくり返す方法である．Pocock 型の場合には中間時点の解析で消費するアルファが大きく，中間時点での解析で有意となる確率が高くなっている．それに対応して，表 4.2 の「H_1 の元」では，試験が停止するまでに期待されるイベント数は 393 が与えられており，O'Blein-Fleming 型の場合よりも少なくなっている．一方で，表 4.2 の「累積イベント数」は，最終時点での解析のイベント数を 516 としている．これは，O'Brein-Fleming 型の場合の 461 例に比べ，55 イベントほど多い．早期に消費するアルファを大きくしていることから最終時点での検定が有意になりにくいため，検出力 80% を確保するにはより多くのイベント数が必要になるからである．

表 **4.1** O'Brein–Fleming 型のアルファ消費関数での計算例

情報分数	累積イベント数	消費される累積アルファ	境界 下側	境界 上側	境界に達する確率 H_0 の元	境界に達する確率 H_1 の元	期待される症例数 H_0 の元	期待される症例数 H_1 の元
0.5	230.653	0.003	−2.963	2.963	0.003	0.164		
1.0	461.306	0.05	−1.969	1.969	0.047	0.636	461	423

表 **4.2** Pocock 型のアルファ消費関数での計算例

情報分数	累積イベント数	消費される累積アルファ	境界 下側	境界 上側	境界に達する確率 H_0 の元	境界に達する確率 H_1 の元	期待される症例数 H_0 の元	期待される症例数 H_1 の元
0.5	257.952	0.031	−2.157	2.157	0.031	0.477		
1.0	515.905	0.05	−2.201	2.201	0.019	0.323	508	393

4.3 確率打ち切り法

前節では，中間時点までに得られたデータに統計的検定を適用し，その結果試験を継続するかを判断する中間解析について解説した．これに対して，ある時点 t までに得られているデータに基づいて，最終解析時点の検定の検出力を評価し，試験を継続するか早期中止するかを判断する方法が開発されており**確率打ち切り法**とよばれている (Lan and Wittes (1989))．本節では，確率打ち切り法について解説する．

もしも，現在得られているデータから考えて，最終解析で有意差をもって治療効果を証明できる可能性が低いならば，その後の症例の登録は無駄になってしまう．早期に試験を中止することが望ましい．逆に，高い確率で最終解析が有意になるのであれば，現在のデータから，早期に有効性を確立すればよい．確率打ち切り法は，このような考えを実現させた方法で，最終時点の検定の，現在のデータを与えたもとでの条件付き検出力を評価することにより試験を継続するか中止するかの判断が行われる．

前章で，実用上現れる多くの検定統計量は，適当な変換を施すことで，ブラウン運動とみなすことができることを説明した．その場合には，確率打ち切り法で必要となる条件付き検出力の評価が，ブラウン運動に基づいて，統

一的に行うことができる．以下ではブラウン運動に基づく確率打ち切り法について説明する．

現在の時点をtとし，そのときの検定統計量を$Z(t)$と表すことにする．また，最終解析時点をTとする．仮説は簡単のため，片側検定を考えることとし，最終解析での有意水準は片側αであるとする．つまり，$Z(T) \geq z_\alpha$であれば帰無仮説を棄却することになる．くり返し仮説検定により中間解析を実施する場合には，有意水準αは，前小節で議論したような，多重性を調整したものとする必要があるが，ここでは簡単のために，調整していない有意水準を考えておくことにする．$Z(t)$は前節で取り上げたような，適当に$\tau(t)$をとることで

$$B(\tau(t)) = \sqrt{\tau(t)} Z(t)$$

がブラウン運動で近似されるものを考えることとする．つまり，定義4.2の1～3が成り立つものとする．ここでθは，例4.1の場合には，$\theta = (\mu_X - \mu_Y)\sqrt{I(T)}$であり，真の平均値の差であり，例4.2の場合であれば，真の対数ハザード比をγとするとき，$\theta = K\sqrt{I(T)}$により与えられる．時点tでの検定統計量の値$B(\tau(t))$がわかっているときに，最終時点Tでの（条件付き）検出力は

$$\begin{aligned}
CP(t, \theta) &= P(Z(T) \geq z_\alpha | Z(t); \theta) \\
&= P(B(\tau(T)) \geq z_\alpha | B(\tau(t)); \theta) \\
&= P(B(1) \geq z_\alpha | B(\tau(t)); \theta) \quad (4.12)
\end{aligned}$$

で与えられる．ただし，z_αは最終解析での検定の有意点とする．$P(B(\tau(T)) \geq z_\alpha | B(\tau(t)); \theta)$は真の治療効果が$\theta$のときの，$B(\tau(t))$を与えたときの，事象$\{B(\tau(T)) \geq z_\alpha\}$の条件付き確率を表すものとする．

ところで，ブラウン運動には，$B(1) - B(\tau(t))$と$B(\tau(t))$が独立となる独立増分性とよばれる性質がある．この性質を利用すると，

$$\begin{aligned}
E[B(1)|B(\tau(t)):\theta] &= E[B(1) - B(\tau(t)) + B(\tau(t))|B(\tau(t)):\theta] \\
&= E[B(1) - B(\tau(t))|B(\tau(t)):\theta] + E[B(\tau(t))|B(\tau(t)):\theta]
\end{aligned}$$

$$
\begin{aligned}
&= E[B(1) - B(\tau(t)) : \theta] + B(\tau(t)) \\
&= \theta(1 - \tau(t)) + B(\tau(t))
\end{aligned}
$$

となる．また，

$$
\begin{aligned}
V[B(1)|B(\tau(t));\theta] &= V[B(1) - B(\tau(t)) + B(\tau(t))|B(\tau(t));\theta] \\
&= V[B(1) - B(\tau(t))|B(\tau(t));\theta] + V[B(\tau(t))|B(\tau(t));\theta] \\
&= V[B(1) - B(\tau(t));\theta] + 0 \\
&= V[B(1)] + V[B(\tau(t))] - 2\,cov(B(1), B(\tau(t))) \\
&= 1 + \tau(t) - 2min(1, \tau(t)) = 1 - \tau(t)
\end{aligned}
$$

となる．したがって，$B(1)$ は $B(\tau(t))$ を与えたもとで，平均 $\theta(1-\tau(t)) + B(\tau(t))$，分散 $1-\tau(t)$ の正規分布に従う．よって，

$$
\begin{aligned}
(4.12)\ \text{式} &= P\Big(\frac{B(1) - \theta(1-\tau(t)) - B(\tau(t))}{\sqrt{1-\tau(t)}} \geq \frac{z_\alpha - \theta(1-\tau(t)) - B(\tau(t))}{\sqrt{1-\tau(t)}} \Big| \\
&\quad B(\tau(t));\theta\Big) \\
&= 1 - \Phi\Big(\frac{z_\alpha - \theta(1-\tau(t)) - B(\tau(t))}{\sqrt{1-\tau(t)}}\Big) \quad\quad (4.13)
\end{aligned}
$$

により評価できることがわかる．ここで，$\Phi(.)$ は標準正規分布の累積分布関数である．

時点 t において著しい治療効果が示唆されているとする．つまり，時点 t での推定値 $\hat{\theta}$ が予想よりも大きかったとする．もしも実際の治療効果が $\theta = 0$ であると仮定しても，現在の結果を得た上では，最終解析で有意になる確率が大きいならば，現在のデータを持って終了することの根拠とできると考えられる．その際は，$C_p(t, 0)$ を評価することになる．一方，時点 t において得られた推定値が想定よりも低かったとする．すると $C_p(t, \hat{\theta})$ を評価することで，現在得られている推定値が真実を反映しているとすると，このまま試験を継続してどのくらいの検出力が見込めるかが評価できることになる．ある

いは，仮に試験開始時に見込んでいた治療効果 $\tilde{\theta}$ が真だと仮定した場合の条件付検出力 $C_p(\tilde{\theta})$ を評価することで，これ以上継続する意義があるか否かの判断ができることになる．

例 4.3 4.2.5 節で用いた HERA 試験を考える．HERA 試験は α 消費関数による中間解析を，3 群の目標イベント数 930 の半数のイベント 465 が観察された段階で実施することが事前に計画されていた．中間解析において，観察群に対して Herceptin1 年投与群の無病再発期間が有意に長いことから，中間解析により有効性が確立され，早期中止された．ただし，Herceptin 2 年投与群と 1 年投与群の結果の比較をフォローアップしたデータにより行うことから，Piccard-Gebhart, et al. (2005) では 1 年投与群と観察群の結果のみが報告されている．ここでは，この HERA 試験での二群比較に即した状況に対して，確率打ち切り法を適用する．表 4.1 に示したように，O'Brein-Fleming 境界を用いた場合の最終解析時の有意水準は両側 4.7% である．簡単のため，以下では有意水準 2.35% の片側検定を考えることとする．中間解析時の実際のイベント数は観察群で 220，1 年投与群で 127 で，合計 347 イベントであった．最終解析は，2 群でのイベント数が 694 イベントの時点で行われるものとする．つまり情報時間を 0.5 とする．中間解析時の logrank 検定統計量 $Z(t)$ は Piccard-Gebhart, et al. (2005) では報告されていないが，ここでは $Z(t) = -5.739$ であったとしよう．真のハザード比 γ が中間解析時点で得られている推定値 0.54 に等しいと考えたときの条件付き検出力を評価することとする．

$$\theta = \log(0.54) \times \sqrt{694/4} = -8.12$$

で，$\tau(t) = 0.5$ であり，$B(0.5) = \sqrt{0.5} \times Z(t) = -4.29$ であることから，$\alpha = 0.047$ として (4.12) 式より $CP(0.5, 0.54) = 1$ と計算される．$\theta = 0$ の場合の条件付き検出力 $CP(0)$ も同様にして計算すると $CP(0.5, 0) = 1$ と計算される．つまり中間解析後に試験を仮に継続したとして，中間解析後のデータが仮にまったく薬効がないようなものであったとしても，ほぼ確実に最終解析は有意となると考えられる．HERA 試験の中間解析は α 消費関数による

くり返し仮説検定により行われたが，確率打ち切りの立場に立っても，早期に有効性が確立されると考えるべきであろう．

別の状況として，仮に中間解析時のハザード比の推定値が0.95であり，logrank検定統計量が$Z(t) = -0.478$で与えられた場合を次に考えることとする．これまでに得られたハザード比0.95が中間解析後も継続したと仮定した場合に，最終解析で有意となる確率，つまり条件付検出力は$CP(0.5, 0.95) = 0.079$となる．また，症例数の設定段階で見積もったハザード比0.77を真のハザード比と見なし，今後のデータがそれに従って得られると考える場合の条件付検出力は$CP(0.5, 0.77) = 0.537$と計算される．中間時の推定値0.95に基づくと，有意となる確率はかなり小さく，症例数設計時の見積もり0.77であっても十分な検出力がないことが分かる．このように，条件付検出力を計算することで，試験の継続あるいは中止に対する有益な情報を得ることができる．

4.4 独立データモニタリング委員会

中間解析を実施する場合には，マスク化を行っている試験であっても，マスク化を解除してデータの解析が行われる．症例の割付治療を知る必要があるからである．解析結果に基づいて試験を早期有効中止するか，継続するかの判断が行われる．継続の場合，新たな症例の登録が行われることになるが，中間解析での解析結果を公表することにより，その後の症例登録ならびに評価に影響が生じ得る．これを避けるために，中間解析の統計解析では，試験運営チームの統計解析者とは独立に設置された，中間解析専用の統計解析者が設置される．この統計家のことを**独立した統計家** (independent statistician) という．

中間解析における早期有効中止あるいは継続の決定は，医学専門家，臨床薬理専門家，統計家などからなる，試験を運営するチームとは独立に**独立データモニタリング委員会**とよばれる委員会が設置され，独立データモニタリング委員会により中立な立場で，かつ試験を運営するチームに対して解析結果がマスクされた形で決定が下される．中間解析結果は，早期有効中止するか継続するかの決定のみが試験を運営するチームに伝えられ，中間解析の結果

あるいは個々のデータはマスクされる．したがって，学会発表なども当然行われないことになる．それにより，一貫した試験の運営が可能となる．中間解析を実施する際には，独立データモニタリング委員会を設置し，中間解析を実際に行う独立した統計解析者を設置することが重要である．実際，試験結果がマスクされなかったことにより，継続後の症例登録や評価に影響が出うることが報告されている (Fleming et al. 2002)．

参考文献

Fleming, T.R., et al. (2002): Monitoring clinical trials: issues and controversies regarding confidentiality. *Statistics in Medicine*, **21**, pp2843–2851.

Jennison, C. and Turnbull, B.W. (1999): Group sequential methods with application to clinical trials. Chapman and Hall/CRC, 日本語訳：森川，山中共訳 (2012)『臨床試験における群逐次法：理論と応用』シーエーシー．

Lan, K.K.G. and DeMets, D. L. (1983): Discrete sequential boundaries for clinical trials. *Biometrika*, **70**, pp.659–663.

Lan, K.K.G. and Wittes, J. (1988): The B-value: a tool for monitoring data. *Biometrics*, **44**, pp.579–585.

Lan, K.K.G. and Zucker, D.M., (1993): Sequential monitoring of clinical trials: the role of information and Brownian motion. *Statistics in Medicine*, **12**, pp.753–765.

Piccart-Gebhart, M.J., et al. (2005): Trastuzumab after adjuvant chemotherapy in HER2-positive breaset cancer. *New England Journal of Medicine*, **353**, pp.1659–1672.

Slud, E. and Wei, L.J. (1982): Two sample repeated significance tests based on the modified Wilcoxon statistics. *Journal of the American Statistical Association*, **77**, pp.862–868.

Tsiatis, A.A., (1982): Repeated significance testing for a general class of statistics used in censored survival analysis. *Journal of the American Statistical Association*, **77**, pp.855–861.

第5章　同等性試験と非劣性試験

5.1　同等性試験

生物学的同等性と生物学的同等性試験は，*The Cambridge Disctionary of Statistics*（統計科学辞典 清水良一訳，朝倉書店，2002, p.227）によると，次のように定義されている．生物学的同等性 (Bioequivalence) とは，新薬が臨床的にみて既存のそれと類似した効果をもつ度合いをいう．生物学的同等性試験 (Bioequivalence trials) とは，同じ活性成分を含む異なる製剤が同程度の血中濃度を与えるかを比較する臨床試験をいう．

本節では，生物学的同等性試験における**同等性**の仮説検定について解説する．なお，生物学的同等性試験のデザインとして cross-over 法が頻繁に用いられることから仮説の検定法や信頼区間の推定法についての数値例は，7章「Cross-Over 試験のデータ解析」で与えている．

5.1.1　同等性試験での仮説と検定

生物学的同等性試験では，試験薬（test drug，例えば generic drug）と既存薬 (brand-name drug) の AUC と $C_{\max}$ が臨床的にみて十分類似しているか否かを同等性の検定を通して検討するが，以下では $C_{\max}$ を例に取って同等性の仮説を考える．

製剤 T を試験薬，製剤 R を標準薬 (reference drug) とし，$C_{\max}$ の母集団平均 (population mean) を，それぞれ ϕ_T と ϕ_R で表す．生物学的同等性の指標として ϕ_T と ϕ_R の比 $\frac{\phi_T}{\phi_R}$ が直感的で理解しやすいので，この比を用いて帰無仮説 H と対立仮説 K を，次のように設定する．

$$H : \frac{\phi_T}{\phi_R} \leq \delta_L \text{ または } \frac{\phi_T}{\phi_R} \geq \delta_U$$

84 第5章 同等性試験と非劣性試験

$$K : \delta_L < \frac{\phi_T}{\phi_R} < \delta_U, \quad (5.1)$$

ここで，δ_U と δ_L は二つの製剤 T と R を臨床的観点から類似しているとみなすことができる上限基準と下限基準である．δ_U と δ_L は，**同等性マージン**とよばれ，規制当局が設定する場合が多い[1]．

H が棄却され K が採択されたとき，臨床的にみて ϕ_T と ϕ_R が十分類似しているみなすことができる．本節では，このとき，**試験薬 T と標準薬 R は生物学的に同等**であると主張する．

5.1.2 同等性マージン

FDA (2001)，CPMP(2001) のガイドラインでは，AUC，$C_{\max}$ の両方について，上限基準と下限基準は，それぞれ $\delta_L = 0.8$，$\delta_U = 1/0.8 = 1.25$ と設定されている．さらに，AUC，$C_{\max}$ の両者を対数変換したデータを用いて同等性の仮説検定を行うよう強く推奨されている．上の同等性の仮説は，対数変換したデータに対して，次の様に表される．

$$H : \mu_T - \mu_R \leq \tau_L \quad \text{または} \quad \mu_T - \mu_R \geq \tau_U$$
$$K : \tau_L < \mu_T - \mu_R < \tau_U, \quad (5.2)$$

ここで，$\mu_T = \log(\phi_T)$，$\mu_R = \log(\phi_R)$，$\tau_U = \log(\delta_U)$，$\tau_L = \log(\delta_L)$ である．比に対する同等性マージンが $\delta_L = 0.8$，$\delta_U = 1.25$ であるから $\tau_U = \log(1.25) = 0.2231$，$\tau_L = \log(0.8) = \log(\frac{1}{1.25}) = -0.2231$ となり，$\tau_U = -\tau_L$ の関係が成り立ち，ゼロに対して対称となるので，$\tau_U = \Delta(>0)$，$\tau_L = -\Delta$ と書き直すと，同等性の仮説は，次のように表されことになる．

$$H : \mu_T - \mu_R \leq -\Delta \quad \text{または} \quad \mu_T - \mu_R \geq \Delta$$
$$K : -\Delta < \mu_T - \mu_R < \Delta. \quad (5.3)$$

5.1.3 検定法 TOST の手順

本節では，同等性の仮説検定に適用される **TOST** (two one-sided tests)

---
[1] 生物学的同等性試験の歴史と規制に関する詳しい解説は，Patterson, S. and Jones, B. (2006 p17–37) を参照

とよばれる検定法を紹介する．この検定法は，Schuirmann (1981, 1987) と Westlake (1981) によって提唱された方法である．

対数変換後の $C_{\max}$ 平均の差を $\theta = \mu_T - \mu_R$ とおき，θ の推定量 $\widehat{\theta}$ が平均 θ，分散 σ^2 の正規分布に従うと仮定する．さらに，σ の推定値を $\widehat{SE}$ とおくとき，$\widehat{SE}$ は $\widehat{\theta}$ と独立で，定数 r に対して $r\widehat{SE}^2/\sigma^2$ が自由度 r の χ^2 分布に従うとすると，

$$t = \frac{\widehat{\theta} - \theta}{\widehat{SE}}$$

は自由度 r のスチューデント t 分布に従う (Berger, R.L. and Hsu, J.C. 1996)．

一方，同等性の仮説 (5.3) は，2 つの片側仮説

$$H_1 : \theta \leq -\Delta, \qquad K_1 : \theta > -\Delta \tag{5.4}$$

$$H_2 : \theta \geq \Delta, \qquad K_2 : \theta < \Delta \tag{5.5}$$

に分割して表すことができる．TOST では，仮説 (H_1, K_1) に対する検定統計量として

$$T_L = \frac{\widehat{\theta} + \Delta}{\widehat{SE(\widehat{\theta})}} \tag{5.6}$$

を用いる．T_L は，帰無仮説 H_1 の下で，自由度 r のスチューデント t 分布に従う．同様に，(H_2, K_2) に対する検定統計量として

$$T_U = \frac{\widehat{\theta} - \Delta}{\widehat{SE(\widehat{\theta})}} \tag{5.7}$$

を用いる．T_U もまた，帰無仮説 H_2 の下で，自由度 r のスチューデント t 分布に従う．

さて，目的は (5.3) 式で与えられた帰無仮説 H を有意水準 α で棄却し，同等性を主張する対立仮説 $K : -\Delta < \theta < \Delta$ を採択することであった．このことを上の二つの片側検定でいい替えると，(5.4) 式で与えられた H_1 と (5.5) 式で与えられた H_2 を，ともに有意水準 α の検定で棄却して K_1 と K_2 を採択すること，ということができる．このことから，TOST では

$$T_L > t(1-\alpha, r) \quad \text{かつ} \quad T_U < -t(1-\alpha, r) \tag{5.8}$$

の両方が同時に成り立つとき，試験薬と標準薬の $C_{\max}$ は，生物学的に同等であるという．ここで $t(1-\alpha, r)$ は自由度 r のスチューデント t 分布の $(1-\alpha) \times 100$ パーセンタイルである．

実際に TOST を適用するとき，T_L と T_U の計算が必要で，それには推定値 $\left(\widehat{\theta}, \widehat{\mathrm{SE}}\right)$ が必要である．推定の仕方，及び適用例については，7.2 節と 7.3 節を参照されたい．

5.1.4　TOST の有意水準の妥当性

TOST では，有意水準 α の片側検定を 2 回行い帰無仮説がともに棄却されたとき，試験薬と標準薬の同等性を判定した．検定を 2 回繰り返すことによる検定の多重性の調整を行わず，2 回とも同じ有意水準 α の検定が繰り返されたことに注意しよう．多重性の調整を行わなければ，前章で解説された全体での第一種の誤りの確率は α とならないのではないか，と懸念する読者もいるのではないかと思われる．TOST 法は，その心配が不要な特殊な方法である．本節では，その理由を解説する．

$\theta = \mu_T - \mu_R$，$\Theta_1 = \{\theta \leq -\Delta\}$，$\Theta_2 = \{\theta \geq \Delta\}$ とおく．このとき，Θ_1 と Θ_2 の補集合が，それぞれ $\Theta_1^c = \{\theta > -\Delta\}$，$\Theta_2^c = \{\theta < \Delta\}$ で表されることに注意すると (5.3) で与えられた帰無仮説 H と対立仮説 K は，次のように書き直すことができる．

$$H : \theta \in \Theta_1 \cup \Theta_2, \qquad K : \theta \in \Theta_1^c \cap \Theta_2^c$$

これは，次の一般的に表された帰無仮説 H と対立仮説 K の，$k = 2$ の場合となっている．

$$H : \theta \in \bigcup_{j=1}^k \Theta_j \qquad K : \theta \in \bigcap_{j=1}^k \Theta_j^c. \tag{5.9}$$

Berger (1982) は，このような形式で表された帰無仮説 H と対立仮説 K に対する一般的な検定法として，次のような方法を提案した．

- R_j を j 番目の仮説 $H_j : \theta \in \Theta_j$, $K_j : \theta \in \Theta_j^c$ に対する有意水準 α の検定の棄却域とするとき，$X \in \bigcap_{j=1}^{k} R_j$ なら，帰無仮説 H を棄却する．ただし，X は観測データを表す．

この検定法は，**IUT 法** (Intersection-Union test) とよばれている．Berger (1982) は IUT 法について，次の定理が成り立つことを示している．

定理 5.1 仮説 H 対仮説 K に対比する検定において，IUT 法の水準（全体の第一種の誤りの確率）は α である．

この定理は，複数個の仮説検定を行う場合，IUT 法による検定では，検定の多重性の調整を行う必要がないことを示している．

さて，IUT 法を同等性の仮説検定に適用してみよう．仮説 (5.4) の棄却域は

$$R_1 = \{T_L > t(1-\alpha, r)\},$$

仮説 (5.5) の棄却域は

$$R_2 = \{T_U < -t(1-\alpha, r)\}$$

であるから，IUT 法の棄却域は $R = R_1 \cap R_2$ となる．つまり，仮説 (5.4) と (5.5) がともに棄却されたとき同等性が示されることになる．いい替えれば，前節で紹介した同等性の検定法 TOST 法は，Berger (1982) が提案した IUT 法の一例となっており，定理から検定の多重性の調整は行う必要がないということである．

5.1.5 TOST 法による同等性検定と信頼区間

TOST 法による同等性検定では，水準 α の片側検定を 2 回行い，2 回とも棄却された場合に，同等性が主張できる．他方，FDA (2001)，CPMP (2001) のガイドラインでは，生物学的同等性は「$\theta = \mu_T - \mu_R$ の 90%信頼区間の上限と下限がともに区間 $(-\Delta, \Delta)$ の内側に入るときに生物学的同等」と判定すると書かれている．両者の関係について，考えてみよう．次の定理が成り

立つ．

定理 5.2── 信頼度 $(1-2\alpha)\%$ の θ の信頼区間が，同等性マージンの区間 $(-\Delta, \Delta)$ 内に入っていることと，TOST 法で，有意水準 α の片側検定を 2 回くり返して 2 回とも帰無仮説を棄却することは，同じことである．

証明．信頼度 $(1-2\alpha)\%$ の θ の信頼区間が，区間 $(-\Delta, \Delta)$ 内に入っていることは，数学的に次のように表される．

$$\left[\widehat{\theta} - t(1-\alpha, r)\widehat{\mathrm{SE}}, \widehat{\theta} + t(1-\alpha, r)\widehat{\mathrm{SE}}\right] \subset (-\Delta, \Delta).$$

つまり，次の不等式がともに成り立つときであるから

$$\widehat{\theta} - t(1-\alpha, r)\widehat{\mathrm{SE}} > -\Delta,$$
$$\widehat{\theta} + t(1-\alpha, r)\widehat{\mathrm{SE}} < \Delta.$$

前者を変形すると

$$\frac{\widehat{\theta} + \Delta}{\widehat{\mathrm{SE}}} > t(1-\alpha, r).$$

後者を変形すると

$$\frac{\widehat{\theta} - \Delta}{\widehat{\mathrm{SE}}} < -t(1-\alpha, r).$$

(5.6) 式，および (5.7) 式より，これらの不等式は

$$T_L > t(1-\alpha, r), \quad T_U < -t(1-\alpha, r)$$

と表される．したがって (5.8) 式が導かれた．逆も成り立つ．したがって定理が証明された． 証明終わり

5.2 非劣性試験

生物学的同等性試験では，新規製剤が既存の製剤と同じ薬剤活性を発現することが期待されているから，例えば $C_{\max}$ が低めに分布することも高めに分布することも望ましくない．他方，非劣性試験は，劣らないことのみに関心がある．本節では，2 群間 (A 群，B 群) の平均を比べる問題に焦点を当て

て非劣性試験の解説を行う．

A群が新規治療であり，B群が既存の治療であるとする．非劣性試験の前提となるのは，新規治療薬が服薬しやすい，あるいは有害事象が少ないなど有効性以外の点で既存薬よりも優れた特徴を有していること，いい替えれば，既存治療薬に比べて有効性が大きく上回らなくとも新規治療薬の意義が期待できるような状況である．しかしながら，例えこのような状況であっても，有効性で大きく劣るならば，やはり新規治療薬としての意義は主張できないであろう．そのため「有効性が大きくは劣らない」ことを示すことが重要となる．非劣性試験は，新規治療薬の平均効果 μ_A が，既存治療の平均効果 μ_B よりも低い（劣る）かもしれないが，その差は高々 Δ であることを示すことを目的としてデザインされる．Δ は事前に固定され，**非劣性マージン**とよばれる．

非劣性の仮説は，上に述べたことより，次のように設定できる．

$$\text{帰無仮説}：\mu_A - \mu_B \leq -\Delta$$
$$\text{対立仮説}：\mu_A - \mu_B > -\Delta$$

対立仮説は $\mu_A - \mu_B$ が負となることを許すが，Δ 以上に負けることは許さないことを主張している．帰無仮説は，Δ 以上の負けを許す仮説である．この帰無仮説と対立仮説は，前節 (5.4) 式のそれと一致する．したがって，有意水準 α の非劣性の検定は (5.6) 式で与えられた統計量 T_L を用いて $T_L > t(1-\alpha, r)$ のとき非劣性と判定することになる．

信頼区間による非劣性の判定

5.1.5 節で示されたことと同様に，非劣性の検定を行う代わりに $\mu_A - \mu_B$ の信頼度 $100(1-\alpha)$ の信頼区間を求め，その信頼下限が $-\Delta$ を上回るときに非劣性と判定することもできる．図 5.1 に信頼区間による非劣性判定のイメージを示した．図の Case1 の場合は信頼下限が $-\Delta$ を下回っており，非劣性と判定されない．統計的な変動を考えると平均値が Δ 以上劣る可能性を残しているからである．図の Case2 の場合は信頼下限は $-\Delta$ を上回っており，非劣性が示されたことになる．図の Case3 は信頼下限が 0 よりも大きく，通常の

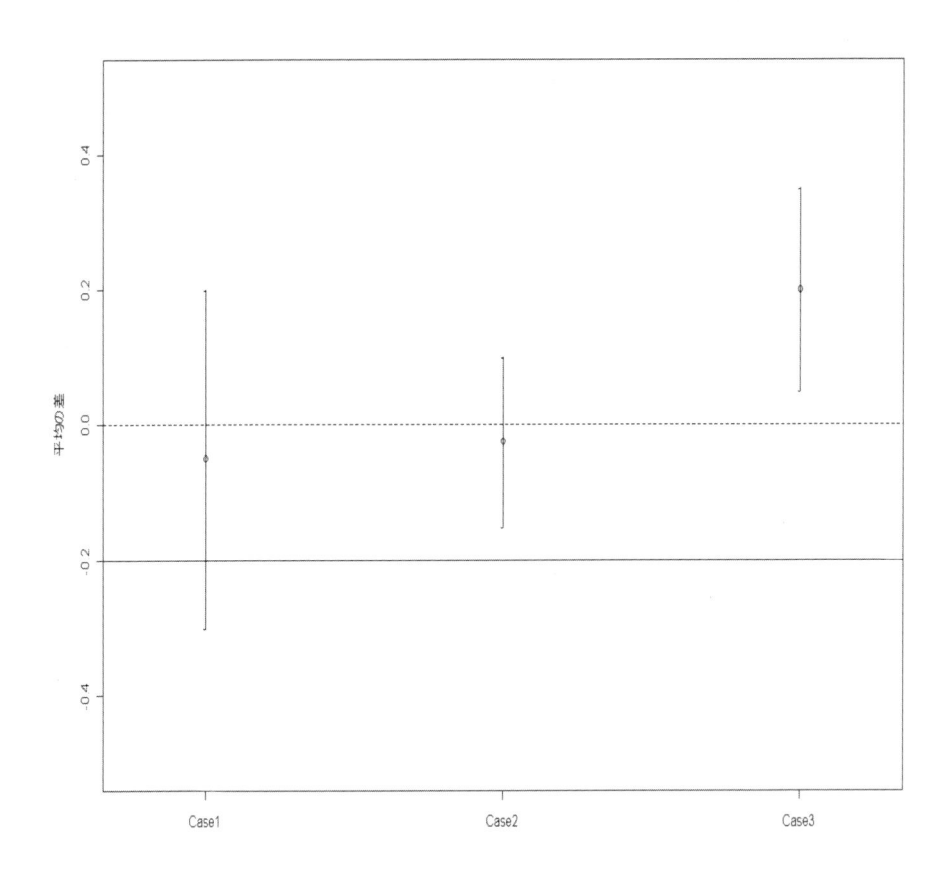

図 5.1 信頼区間による非劣性試験の解析

検定で有意差がある状態に対応する．この場合も非劣性が示されていることになる．

二値反応における非劣性の判定

連続型以外のデータにおいても非劣性試験を考えることができる．反応変数が二値のときの二群比較における非劣性の判定について考えてみよう．A

群の有効率を p_A，B 群の有効率を p_B とする．リスク差に対する非劣性マージンを Δ_1 とすると，非劣性を示すための仮説は，次のように与えられる．

$$帰無仮説：p_A - p_B \leq -\Delta_1$$
$$対立仮説：p_A - p_B > -\Delta_1$$

例えば，$\Delta_1 = 0.1$ と設定した場合には，対立仮説は，有効率が劣ることも許すが，その劣り方は高々 10% であることを主張している．この帰無仮説を対立仮説に対比させる検定は，上の T_L を用いる方法に準じて行えばよいが，この検定法はリスク差の信頼区間を求めて，信頼下限が $-\Delta_1$ を含まないければ対立仮設を採択，すなわち非劣性と判定するのと同じこととなる．

非劣性の判定は，リスク比 p_A/p_B に基づいて，次の仮説を検定することによって行うこともできる．ただし，Δ_2 はリスク比に対する非劣性マージンである．

$$帰無仮説：\frac{p_A}{p_B} \leq \Delta_2$$
$$対立仮説：\frac{p_A}{p_B} > \Delta_2$$

例えば，$\Delta_2 = 0.8$ のとき，対立仮説は，A 群の有効率は B 群の有効率に比べて劣ることも許すが，その劣り方は多くても 2 割減であることを主張している．この仮説の検定は，リスク比の信頼区間を求めて，信頼下限が Δ_2 を含まないとき，帰無仮説を棄却し対立仮説を採択する，すなわち非劣性と判定するという方式になる．

オッズ比の場合にもリスク比の場合と同様にして非劣性仮説を考えることができる．また，生存時間データの場合にもハザード比を用いて同様に考えることができる．

例 5.1 非劣性試験の実例として，大腸癌の患者に対する，5FU の静注投与とロイコボリン (lv) の併用療法を対象とした Capecitabine の臨床第三相試験の結果を紹介する (Cutsem 2001)．Capecitabine は経口投与であり，静注投与に比べて患者への投与時の負担が少なく，また有害事象も少ないことが期待されたことから，有効性が少々劣っても標準療法である 5FU の静注投与

表 5.1 Capecitabine の 5FU/lv に対する非劣性試験

	奏効率 (95%信頼区間) 評価委員会による評価
Capecitabine	57/301=18.9% （95%CI:14.7, 23.8%）
5FU/lv	45/301=15.0% （95%CI:11.1, 19.5%）
差	3.9% （95%CI:-2.3, 10.3%）

よりも意義があると考えられた．非劣性を検証するため，奏効率を主要評価項目として，奏効率の差に対して，非劣性マージンを $\Delta_1 = 0.1$ として非劣性が検討された．表 5.1 に各群の奏効率 (委員会評価に基づく) と奏効率の差の 95%信頼区間を与えた．表より，Capecitabine 群の奏効率と 5FU/lv 群の奏効率の差の推定値が 3.9%で，Capecitabine 群のほうがやや奏効率高い結果を示しているが，95%信頼区間の下限は -2.3% であり，信頼区間が 0% をまたいでいることから，統計的に有意に高いということはいえないこと，しかし，-10% を上回っていることから，非劣性が示されることが分かる．

5.3 非劣性試験の問題点

5.3.1 非劣性試験における解析対象集団

薬剤の有意な効果を検証する目的で行われる試験を**優越性試験**とよぶ．2.3.1 節で述べたように，優越性試験は，無作為化試験で，その解析は ITT の原則に則り，最大の解析対象集団 (FAS) を対象とすることが通常である．例え，割付り治療と異なる治療がなされたとしても，ITT の原則に則った仮説検定は妥当であり，また，FAS に基づく推定は，一般に実際の治療効果を縮小する方向に働くことから，過大評価にはならないと考えられる．

非劣性試験においても，可能な限り無作為化により試験を行うことが望ましい．しかしながら，非劣性試験においては，ITT の原則に則った解析は，必ずしも適切ではない．その理由について考えてみよう．一般に，仮説検定は帰無仮説のもとで p 値を求め，データが帰無仮説に矛盾していることを p 値の大きさを見ることによって評価し，対立仮説を示す方法であった．優越性試験の場合には，たとえ割付け治療と異なる治療が行われていたとしても，

帰無仮説の下では，新規治療も既存治療も有効性の観点では同一であるため，どちらで取り扱っても仮説検定の妥当性を失われない．他方，非劣性試験では，両群の効果が等しい状態が，対立仮説に含まれることになる．そのため，割付治療と異なる治療をした症例を割付けされた群のまま含めることの妥当性が失われることになる．極端な例として，新規治療群の半分の症例が実際には既存治療を受けて，既存治療群の半分の症例が新規治療を受けたとすると，実際に受けた治療は，新規治療群と既存治療群で平均的には同一となり，ほぼ同様の有効性の結果が得られる．したがって，優越性試験の場合の仮説検定では，有意な結果は得られないだけのことで，検定の妥当性そのものは損なわれない．

ここで，検定の妥当性とは，公証どおりの有意水準が保たれていることを意味する．しかしながら，非劣性試験においては，Δというハンディを与えているため，治療効果がどうであれ非劣性となる可能性があり，検定の妥当性が損なわれる．このことから，ICH E9 ガイドライン「臨床試験における統計的原則」では，非劣性試験においては，治験実施計画書に遵守した解析対象集団 **PPS** (Per Protocol Set) を対象とした解析を行うのが望ましいと記載されている．ただし，FAS が客観的に判断されるいくつかの例外（2 章参照）を除いて定義されているのに対し，PPS の定義については，一般的な指針は与えられておらず，試験の目的に応じて適切に定義する必要がある．

5.3.2 アッセイセンシティビティ

アッセイセンシティビティ (assay sensitivity) とは，臨床試験において，治療効果に差のある治療を比べた場合に，評価項目がきちんとその差を示すことができる能力をもっていることを意味する．治療効果が用いた評価項目によってきちんと測定されていなければ，仮に治療群間に差があったとしても，その評価項目で治療効果を示すことができない．このとき，この評価項目を用いた試験は，アッセイセンシティビティがないという．アッセイセンシティビティのない臨床試験は，労力の無駄であるばかりか，患者を非科学的試験に参加させたという点で，倫理的にも許されない．

アッセイセンシティビティのない試験は，優越性試験でも非劣性試験の場合でも等しく問題であるが，プラセボを含まない非劣性試験においては，より深刻な問題となる．優越性試験の場合は，対照群に対して差があることを示すことが目的とされている．アッセイセンシティビティの無い試験の場合には，仮に治療効果があったとしても，治療効果が示されないことになる．このことは，科学的結論を導き出せ得ない試験に患者を組み入れたという問題点はあるものの，効果のない治療を，誤って治療ありと判断することは起こらない．これに対して，非劣性試験の場合には，治療効果がない状態が対立仮説に含まれることから，アッセイセンシティビティの無い試験を行うと，治療効果がどうであれ，非劣性であるという判断される誤りが生じる．つまり，既存治療より本当は有効性が劣るにもかかわらず，大きく劣らないという判断を下すこととなってしまう．

アッセイセンシティビティのない試験の原因としては，評価項目が不適切であること，脱落が多い，あるいは治療のコンプライアンスが悪いことなどが挙げられる．脱落が多い場合，あるいは治療のコンプライアンスが悪い場合は，両群の治療内容にあまり違いが無くなり，治療効果が縮小してしまう．

以上のように，非劣性試験においてはアッセイセンシティビティがあることが極めて重要である．しかしながら，アッセイセンシティビティがあることを示す決まったやり方があるわけではなく，様々な観点から考察する必要がある．評価項目の適切性を示し，脱落やコンプライアンスの悪い症例がどの程度いたかを調べるなどして，アッセイセンシテビティがあると考えられるか否かを考察することが重要である．また，解析対象集団も，例えば早期脱落例やコンプライアンスの悪い症例を除いて定義したPPSを対象にするなどして，アッセイセンシティビティを高めることが重要である．

5.3.3 非劣性試験での Δ の選択

非劣性試験では，Δ の設定が非常に重要である．非劣性検定が有意になったとき，新規治療は，既存治療に比べて劣っている可能性はあるものの，その程度は高々 Δ であると解釈されるからである．つまり，Δ を過度に大きく設

定しすぎると，説得力に欠ける．また，既存治療から Δ だけ劣るのを認めたとしても，それがプラセボを投与した際の効果よりも劣れば，やはり説得力にかけることになる．

Δ の設定は，その臨床的意義を考慮して行われるべきであるが，統計学的配慮も重要である．既存治療を対照とした多くの試験では，プラセボを投与することの倫理的な問題を理由に，プラセボ群が設定されないことが多い．そのような場合には Δ は，過去に実施された既存治療とプラセボの試験結果を参照しながら設定される．具体的には，過去の試験（複数存在する場合もある）から推定された，プラセボに対する既存治療の効果 $\tilde{\mu}_B$ を求め，それよりも小さな値，例えば $\tilde{\mu}_B/2$ を Δ として設定することがよく行われる．もちろん，この値が新規治療が既存治療から劣る程度として許容できないほど大きいのであれば，さらに小さい値を設定することになる．点推定値 $\tilde{\mu}_B$ を半分にすることに特に理由はなく，点推定値が何例の症例から得られたものであるか，つまりどの程度の精度を有する推定であるかということも利用していない．$\tilde{\mu}_B$ の推定精度を考慮する方法として，$\tilde{\mu}_B$ に対応する 95% 信頼区間を求め，その上限を用いる方法も提案されている．あるいは，Δ の設定の際にばらつきを考慮するのではなく，Δ を点推定値 $\tilde{\mu}_B$ でおき替え，そのばらつきを考慮した上で検定を行う方法の提案もあるが，詳細は省略する．興味ある読者は Huang, et al.(2003) などの文献を見てほしい．

上述の方法にも，まだ問題がある．$\tilde{\mu}_B$ の推定値は，かなり以前に行われた既存治療とプラセボの比較試験や複数の同様の試験に基づいて求められるが，過去の試験の結果を現在の試験の Δ の設定に当てはめてよいかという問題である．いい替えれば，当該領域でのサポーティブケアあるいは有害事象に対する対処法の進歩や，臨床試験で用いられる評価項目の精度が向上することなどにより，もしも現在プラセボを対象に既存治療の臨床試験を行った場合に，必ずしも同じ効果であるとは限らないと考えられるところから生じる問題である．$\tilde{\mu}_B$ の推定値が適用できるためには，過去に行われた臨床試験の結果が，そのまま現在にも当てはまるという仮定が必要である．この仮定は **constancy assumption** とよばれるが，constancy assumption が成立して

いることを厳密に証明することは困難である．大きくは逸脱していないことを考察し，そのような試験のみを選択することが必要である．もっとも，このことをどのようにして行うかということに対して，決まったやり方があるわけでもなく，事例に応じて検討するほかないと考えられる．

もう一つの問題点は，$\tilde{\mu}_B$ の推定が出版バイアスの影響を受けている可能性があるという点である．推定に利用される試験は，科学雑誌に出版された論文から得られることが多いと考えられるが，効果が示された結果が出版される傾向にあり，効果の見られなかった試験は，出版の形で報告されないことが通常である．したがって，出版された論文の結果をまとめた解析は，効果のある方向にバイアスを含む可能性がある．**出版バイアス**とは，このようなバイアスのことである．出版バイアスの調整法は，複数の試験を併合してより強固な結論を得るための方法であるメタアナリシスで発展しており，そこで開発された方法が効果的に $\tilde{\mu}_B$ の推定にも適用できると期待されるが，まだ定評を得た方法は開発されていない．

非劣性試験においては，残念ながら，方法論は未成熟であり，上述したような様々な問題点があり個別の工夫が必要となる．筆者は，メタアナリシスの方法論の多くが有用となると考えている．Lincoff, et al. (2003) は，メタアナリシスにおける混合モデルを用いた興味深い解析を実施している．

参考文献

Berger, R.L. (1982): Multiparameter hypothesis testing and acceptance sampling, *Technometrics*, **24**, No.4, pp.295–300.

Berger, R.L. and Hsu, J.C. (1996): Bioequivalence trials, Intersection-Union tests and equivalence confidence sets, *Statistical Science*, **11**, No. 4, pp.283–319.

Casella G and Berger R.L (2002): *Statistical Inference* 2nd Ed., p.381 Duxbury, CA.

Cutsem, E. V., et al. (2001): Oral capecitabine compared with intravenous fluorouracil plus leucovorin in patients with metastatic colorectal cancer: results of a large phase III study. *Journal of Clinical Oncology*, **19**, pp.4097–4106.

Everitt B.S. (1998): *The Cambridge Dictionary of Statistics*,『統計科学辞典』清水良一訳,朝倉書店.

FDA Guidance for Industry (2001): Statistical Approaches to Establishing Bioequivalence. Committee for Proprietary Medical Products (2001) Note for guidance on the investigation of bioavailability and bioequivalence. EMEA. London.

Hung, H. M. J. et al. (2003): Some fundamental issues with non-inferiority testing in active controlled trials. *Statistics in Medicine*, **22**, pp.213–225.

Lincoff, A. M., et al. (2001): Bivalirudin and provisional glycoprotein IIb/IIIa blockade compared with heparin and planned glycoprotain IIb/IIIa blockage during percutaneous coronary intervention:REPLACE-2 randomized trial. *Journal of Clinical Oncology*, **19**, pp.4097–4106.

Patterson S. and Jones B. (2006): *Bioequivalence and Statistics in Clinical Pharmacology.* Chapman & Hall/CRC, New York.

第6章 Pre-Post試験のデータ解析

6.1 Pre-Post試験とは

あるダイエット飲料水の効果は，女性より男性に出やすいことがパイロット試験から分かっている．このダイエット飲料水の効果を検証するため，試験群とプラセボ群にそれぞれ20名ずつ無作為割付けして比較試験を行うとする．このとき，症例数が少ないため，無作為割付けの結果，例えば試験群とプラセボ群の女性の割合がそれぞれ70%と20%というようなアンバランスが起こりえる．もし，このようなアンバランスが起これば，女性が多い試験群のダイエット効果が不利となることが予想され，この比較試験で得られた結果の妥当性が失われる．

一般に，上の性別のように，介入効果に影響を与える被験者特有の要因を**共変量** (covariate)，あるいは**予後因子** (prognostic variable) という．共変量が治療群と対照群との間でアンバランスになっている場合，共変量は**交絡因子** (confounder, concomitant variable) とよばれる．交絡因子を無視した介入効果の評価にはバイアスが生じる (Chow and Liu, 1998, p497)．症例数が非常に大きな比較試験では，無作為割付けを行うと，既知および未知の交絡因子は，ほぼ均等に2群に割り付けられるので，バイアスの心配は生じないが，症例数が少ない試験においては上の例のように，大きなアンバランスが起こり，バイアスが生じる可能性がある．

Pre-Post試験は，症例数が少ない試験において，交絡因子の影響を調整して介入効果の評価を行う目的で実施される．この試験では，同一の個体の効果指標を介入前 (Pre) と介入後 (Post) に測定して比較することによって交絡因子など被験者特有の要因から生じるバイアスを防ぎ，介入効果の評価が行われる．本章では，このデザインを**Pre-Post**デザインとよび，このデザ

インのデータ解析法について，まず 6.2 節で，Pre 値の影響を調整しない介入効果の検定法を説明する．次に 6.3 節で，共分散分析を用いる介入効果の評価法について詳しく説明する．6.4 節では，医薬品に比べ大きな介入効果が期待できない機能性食品など場合や，Pre 値と介入効果の間に相互作用がある場合に有用と考えられる統計モデルを紹介し，最後に 6.5 節で Pre-Post 試験に必要な症例数の設定について解説する．

なお，理解を深めるため各節で解説する解析法を，次の「ガルシニアの抗肥満効果に関する臨床試験」のデータに適用する．

例 6.1 東南アジアに生育するガルシニアという植物の果皮はスパイスや香辛料としてよく用いられている．果皮にはヒドロキシクエン酸が豊富に含まれおり，ATP クエン酸リアーゼの阻害活性を有しており，ガルシニアは糖質から脂質への代謝を阻害し，抗肥満作用を示すと考えられている．ガルシニアの効果をヒトで検証するため，BMI > 25 の肥満者 40 名を対象に，プラセボ群を用いた二重盲検無作為割付け比較試験が実施された．評価項目として，CT による内臓脂肪面積 (Visceral Fat Area: VFA) の測定が投与前および投与 8 週後に行われ，VFA の減少変化によって抗肥満効果が評価された．この臨床試験の各群から 15 名ずつランダムに抽出したデータを表 6.1 に与えた．本節の数値例は，この表のデータを用いる．

6.2 Pre 値の影響を調整しない介入効果の評価

6.2.1 介入効果の定義

Pre-Post デザインが適用された例 6.1 のような無作為化二群比較試験を考える．比較試験で介入効果の比較を行うとき，介入の効果を鋭く反映する outcome measure を設定することが重要である．Pre-Post デザインの場合，その方法はいくつかある．これらの方法を紹介するために，まず，若干の準備を行う．

群 j ($j = A, B$) に無作為割付けされた被験者 i ($i = 1, 2, ..., n_j$) の Pre 値と Post 値を表す確率変数をそれぞれ X_{ij}, Y_{ij} とし，ベクトル $(X_{ij}, Y_{ij})'$ は

6.2 Pre 値の影響を調整しない介入効果の評価

表 **6.1** 投与前後の内臓脂肪面積

	プラセボ群			ガルシニア群	
id	投与前	投与 8 週	id	投与前	投与 8 週
p1	43.6	51.4	g1	26.2	28.5
p2	46.8	31.8	g2	29.4	27.2
p3	53.2	34.7	g3	30.2	23.0
p4	59.5	73.0	g4	62.4	80.6
p5	64.1	67.7	g5	72.1	84.5
p6	77.6	70.8	g6	88.2	93.5
p7	97.5	107.0	g7	91.7	77.4
p8	107.5	98.3	g8	96.1	93.5
p9	109.6	121.3	g9	97.3	101.9
p10	114.3	112.7	g10	99.7	82.2
p11	125.2	119.8	g11	125.0	108.8
p12	136.6	133.2	g12	137.3	110.4
p13	113.5	142.1	g13	137.8	94.8
p14	122.7	120.0	g14	139.6	99.2
p15	139.8	150.7	g15	150.7	125.3

全ての i について独立で 2 次元正規分布

$$N\left(\begin{bmatrix} \mu_{jX} \\ \mu_{jY} \end{bmatrix}, \begin{bmatrix} \sigma_X^2 & \rho\sigma_X\sigma_Y \\ \rho\sigma_X\sigma_Y & \sigma_Y^2 \end{bmatrix}\right)$$

に従うと仮定する．この仮定には，共分散行列は A 群と B 群で等しいこと，Pre 値と Post 値の分散は等しくなくてもよいこと，Pre 値の X と Post 値の Y には相関 ρ があることが含まれているいることに注意しよう．

Pre-Post 試験では，Post 値のみを outcome measure に使う場合と，Pre 値と Post 値の差を outcome measure[1]とする場合がある．両者の仮説は，それぞれ次のように設定される．

1. Post 値を outcome measure にする場合

$$H : \mu_{AY} = \mu_{BY}$$

---

[1] 厳密に言うと，X と Y が outcome measure で，Pre 値と Post 値の差は，outcome measure の差 (または変化) と言うべきだろうが，便宜上，Pre 値と Post 値の差を outcome measure とよぶ．

$$K : \mu_{AY} \neq \mu_{BY}$$

2. Pre 値と Post 値の差を outcome measure にする場合

$$H : (\mu_{AY} - \mu_{AX}) = (\mu_{BY} - \mu_{BX})$$
$$K : (\mu_{AY} - \mu_{AX}) \neq (\mu_{BY} - \mu_{BX})$$

この二つの仮説は，次のように統一的に取り扱うことができる．

定義 6.1 Pre-Post デザインの下での介入効果を

$$\tau(b) = (\mu_{AY} - \mu_{BY}) - b(\mu_{AX} - \mu_{BX}) \tag{6.1}$$

と定義する．ただし，b は定数で 0 または 1 の値をとる．$b = 0$ のとき，$\tau(b)$ は Post 値を outcome measure とする場合の介入効果 $\tau(0) = (\mu_{AY} - \mu_{BY})$ に対応し，$b = 1$ のときは，Pre 値と Post 値の差を outcome measure とする場合の介入効果 $\tau(1) = (\mu_{AY} - \mu_{BY}) - (\mu_{AX} - \mu_{BX})$ に対応する．

定義から，二つの outcome measure に対する仮説は，次のようにコンパクトに表すことができる．

$$H : \tau(b) = 0, \qquad K : \tau(b) \neq 0 \tag{6.2}$$

6.2.2 介入効果 $\tau(b)$ の仮説検定

仮説 (6.2) の検定を行うため，まず介入効果 $\tau(b)$ の不偏推定量を求め，(6.2) で与えられた仮説に対する検定統計量を導く．

介入効果の推定

定義 6.2 群 j に割付られた被験者 i の Pre 値と Post 値に対して

$$D_{ij}(b) = Y_{ij} - bX_{ij}$$

とおく．$D_{ij}(b)$ を，**スコア**とよぶ．

群 j の被験者の数を n_j とおくと，群 j のスコア平均は

$$\bar{D}_j(b) = \frac{1}{n_j} \sum_{i=1}^{n_j} (Y_{ij} - bX_{ij}) = \bar{Y}_{.j} - b\bar{X}_{.j}.$$

であり，その期待値は

$$E\left(\bar{D}_j(b)\right) = E\left(\bar{Y}_{.j} - b\bar{X}_{.j}\right) = \mu_{jY} - b\mu_{jX}$$

である．このことから容易に

$$\bar{D}_A(b) - \bar{D}_B(b) = (\bar{Y}_{.A} - \bar{Y}_{.B}) - b(\bar{X}_{.A} - \bar{X}_{.B})$$

が，介入効果 $\tau(b)$ の不偏推定量であることが導かれる．介入効果の推定量を

$$\widehat{\tau}(b) = (\bar{Y}_{.A} - \bar{Y}_{.B}) - b(\bar{X}_{.A} - \bar{X}_{.B}) \tag{6.3}$$

と表す．

介入効果の検定 介入効果 $\tau(b)$ の不偏推定量を用いて，仮説

$$H : \tau(b) = 0, \quad K : \tau(b) \neq 0$$

の検定を行う．検定統計量として

$$t(b) = \frac{\widehat{\tau}(b)}{\widehat{\mathrm{SE}}\left(\widehat{\tau}(b)\right)} \tag{6.4}$$

を用いる．ここで，分母の $\widehat{\mathrm{SE}}(\widehat{\tau}(b))$ は，$\widehat{\tau}(b)$ の標準誤差 (SE) の推定量である．

$\widehat{\tau}(b)$ の分散を求めよう．X_{ij} と Y_{ij} が相関しており，また (X_{iA}, Y_{iA}) と (X_{iB}, Y_{iB}) が互いに独立で，かつ $\mathrm{Cov}\left(\bar{Y}_j, \bar{X}_j\right) = \rho \sigma_X \sigma_Y / n_j$ であるから

$$\begin{aligned} V\left[\widehat{\tau}(b)\right] &= V\left[(\bar{Y}_{.A} - \bar{Y}_{.B}) - b(\bar{X}_{.A} - \bar{X}_{.B})\right] \\ &= V\left[\bar{Y}_{.A}\right] + b^2 V\left[\bar{X}_{.A}\right] - 2b\mathrm{Cov}\left[\bar{Y}_{.A}, \bar{X}_{.A}\right] \\ &\quad + V\left[\bar{Y}_{.B}\right] + b^2 V\left[\bar{X}_{.B}\right] - 2b\mathrm{Cov}\left[\bar{Y}_{.B}, \bar{X}_{.B}\right] \\ &= \left(\frac{1}{n_A} + \frac{1}{n_B}\right)\left(\sigma_Y^2 + b^2 \sigma_X^2 - 2b\rho \sigma_Y \sigma_X\right). \end{aligned} \tag{6.5}$$

$V[\widehat{\tau}(b)]$ には,三つのパラメータ $\sigma_Y^2, \sigma_X^2, \rho$ が含まれている.次に,これらのパラメータをデータから推定しよう.

σ_Y^2 の推定 (X_{ij}, Y_{ij}) の同時分布において,Post 値の分散は 2 群で共通と仮定したので Post 値の標本分散 $\widehat{\sigma}_{Yj}^2$ をプールした,次の $\widehat{\sigma}_Y^2$ を σ_Y^2 の推定量とする.

$$\widehat{\sigma}_Y^2 = \frac{(n_A-1)\widehat{\sigma}_{YA}^2 + (n_B-1)\widehat{\sigma}_{YB}^2}{n_A - 1 + n_B - 1}$$
$$= \frac{SS_Y}{n_A + n_B - 2}, \qquad (6.6)$$

ただし

$$\widehat{\sigma}_{Yj}^2 = \frac{1}{n_j - 1} \sum_{i=1}^{n_j} (Y_{ij} - \bar{Y}_j)^2$$
$$SS_Y = \sum_{i=1}^{n_A} (Y_{iA} - \bar{Y}_{.A})^2 + \sum_{i=1}^{n_B} (Y_{iB} - \bar{Y}_{.B})^2$$

である.

σ_X^2 と ρ の推定 同様に

$$SS_X = \sum_{i=1}^{n_A} (X_{iA} - \bar{X}_{.A})^2 + \sum_{i=1}^{n_B} (X_{iB} - \bar{X}_{.B})^2 \qquad (6.7)$$
$$SS_{XY} = \sum_{i=1}^{n_A} (X_{iA} - \bar{X}_{.A})(Y_{iA} - \bar{Y}_{.A}) + \sum_{i=1}^{n_B} (X_{iB} - \bar{X}_{.B})(Y_{iB} - \bar{Y}_{.B}) \quad (6.8)$$

とおくと,σ_X^2 と ρ の推定量は,次のように与えられる.

$$\widehat{\sigma}_X^2 = \frac{SS_X}{n_A + n_B - 2}$$
$$\widehat{\rho} = \frac{SS_{XY}}{\sqrt{SS_X}\sqrt{SS_Y}}.$$

最後に,これらの推定量 $\widehat{\sigma}_Y^2, \widehat{\sigma}_X^2, \widehat{\rho}$ を (6.5) 式に代入し,(6.4) 式に適用す

ると，統一した仮説を検定するための検定統計量が得られる．特に，$b=0$，および $b=1$ のとき検定統計量は，次のように与えられる．

- $b=0$ の時:
$$t(0) = \frac{(\bar{Y}_{.A} - \bar{Y}_{.B})}{\sqrt{\left(\frac{1}{n_A} + \frac{1}{n_B}\right)\left(\frac{SS_Y}{n_A+n_B-2}\right)}}.$$

- $b=1$ の時:
$$t(1) = \frac{(\bar{Y}_{.A} - \bar{Y}_{.B}) - (\bar{X}_{.A} - \bar{X}_{.B})}{\sqrt{\left(\frac{1}{n_A} + \frac{1}{n_B}\right)\left\{\left(\frac{SS_Y}{n_A+n_B-2}\right) + \left(\frac{SS_X}{n_A+n_B-2}\right) - 2\left(\frac{SS_{XY}}{n_A+n_B-2}\right)\right\}}}.$$

検定量 $t(0)$，$t(1)$ は帰無仮説の下で共に自由度 $(n_A + n_B - 2)$ の t 分布に従うことが知られている．

例 6.2 表 6.1 のデータを用いて，outcome measure を Post 値とした場合の t(0) 検定と，Post 値と Pre 値の差とした場合の t(1) 検定を行う．各群と標本全体の Pre 値と Post 値の平均値，さらに SS_X, SS_Y, SS_{XY} を表 6.2 に示した．表より，$\bar{X}_{.A} = 92.25, \bar{X}_{.B} = 94.10, \bar{Y}_{.A} = 82.05, \bar{y}_{.B} = 92.87, SS_X = 40133.24, SS_Y = 31455.97, SS_{XY} = 31982.07$ である．

表 **6.2** ガルシニア群，プラセボ群および全体の平均と偏差平方和

群	$\bar{X}$	$\bar{Y}$	SS_X	SS_Y	SS_{XY}
A(ガルシニア群)	92.25	82.05	24407.80	13895.54	16817.90
B(プラセボ群)	94.10	92.87	15725.44	17560.43	15164.17
全体	93.17	87.46	40133.24	31455.97	31982.07

よって，t 検定量は，自由度が $(30-2) = 28$ で

$$t(0) = \frac{(82.05-92.87)}{\sqrt{\left(\frac{1}{15}+\frac{1}{15}\right)\left(\frac{31455.97}{28}\right)}} = \frac{-10.82}{12.2389} = -0.884$$

$$t(1) = \frac{(82.05-92.87)-(92.25-94.10)}{\sqrt{\left(\frac{1}{15}+\frac{1}{15}\right)\left\{\left(\frac{31455.97}{28}\right)+\left(\frac{40133.24}{28}\right)-2\left(\frac{31982.07}{28}\right)\right\}}}$$
$$= \frac{-8.967}{6.0258} = -1.488$$

となり，Post値をoutcome measureにとったときのp値 = 0.384．他方，（Post値-Pre値）をoutcome measureとするときのp値 = 0.148となる．これらのp値は5%より大きいので，いずれの検定においても，有意水準5%で，ガルシニアに有意な効果があるとは認められない．

outcome measureにPost値のみを使用したt検定は，Pre値の影響をまったく考慮していない．この場合の介入効果は $(\bar{Y}_{.A} - \bar{Y}_{.B}) = -10.82$ と推定された．一方，Post値とPre値の差をoutcome measureとして用いた場合の介入効果の推定値は $(\bar{Y}_{.A} - \bar{Y}_{.B}) - (\bar{X}_{.A} - \bar{X}_{.B}) = -8.967$ であり，Post値をoutcome measureに用いた場合と比べて小さくなった．標準誤差についてはどうであろうか．表6.2より，Post値をoutcome measureに用いた場合の標準誤差は

$$\widehat{\mathrm{SE}}(\hat{\tau}(0)) = \sqrt{(\frac{1}{15} + \frac{1}{15}) \times 31455.97} = 64.76.$$

これに対してPost値とPre値の差をoutcome measureとして用いた場合は

$$\widehat{\mathrm{SE}}(\hat{\tau}(0)) = \sqrt{(\frac{1}{15} + \frac{1}{15}) \times (31455.97 + 40133.24 - 2 \times 31982.07)} = 31.89$$

よって，標準誤差の場合もPost値とPre値の差をoutcome measureとして用いる場合のほうがPost値をoutcome measureに用いる場合よりも小さい．

6.2.3 Pre値にアンバランスがある場合の $\tau(0)$ と $\tau(1)$

Pre値にアンバランスがある場合，すなわち $\bar{x}_{.A} \neq \bar{x}_{.A}$ のとき outcome measureにPost値だけを使用する $\tau(0)$ で介入効果を評価するのは間違いである．検定においても，t(0)検定は適用すべきではない．では，outcome measureにPost値とPre値の差を使用する $\tau(1)$ を用いれば，Pre値のアンバランスを調整した介入効果の評価ができるのであろうか．本節では，この問題について考える．

再び，統一介入効果 $\tau(b)$ について考える．$\tau(b)$ の不偏推定量は

$$\hat{\tau}(b) = (\bar{Y}_{.A} - \bar{Y}_{.B}) - b(\bar{X}_{.A} - \bar{X}_{.B})$$

であった．また，(6.5) 式から $\hat{\tau}(b)$ の分散は，次のようであった．

$$V(\hat{\tau}(b)) = \left(\frac{1}{n_A} + \frac{1}{n_B}\right)\left(\sigma_Y^2 + b^2\sigma_X^2 - 2b\rho\sigma_Y\sigma_X\right).$$

この式は，次のように変形することができる．

$$V(\hat{\tau}(b)) = \left(\frac{1}{n_A} + \frac{1}{n_B}\right)\left[\sigma_X^2\left(b - \rho\frac{\sigma_Y}{\sigma_X}\right)^2 + (1-\rho^2)\sigma_Y^2\right].$$

したがって，

$$b = \rho\frac{\sigma_Y}{\sigma_X} \tag{6.9}$$

のとき，$\hat{\tau}(b)$ の分散は最小となる．また，$\hat{\tau}(b)$ と $\bar{X}_{.A} - \bar{X}_{.B}$ の共分散は

$$\text{Cov}\left[\hat{\tau}(b), \bar{X}_{.A} - \bar{X}_{.B}\right] = \left(\frac{1}{n_A} + \frac{1}{n_B}\right)\left(\rho\sigma_Y\sigma_X - b\sigma_X^2\right)$$

で与えられ，b が (6.9) 式で与えられるとき，$\hat{\tau}(b)$ と $\bar{X}_{.A} - \bar{X}_{.B}$ が無相関になることも分かる．したがって，もし $\rho\sigma_Y/\sigma_X = 1$ が満たされているならば $\hat{\tau}(1)$ は $\bar{X}_{.A} - \bar{X}_{.B}$ と無相関，すなわち Pre 値のアンバランスの影響を受けないが，$\rho\sigma_Y/\sigma_X = 1$ が満たされているようなことはほとんど望めない．つまり，介入効果の推定値 $\hat{\tau}(1)$ に基づく検定もまた，Pre 値の影響を調整しておらず，Pre 値のアンバランスの影響を受ける．次節で，Pre 値の影響を統計的に，正当に調整した解析法である共分散分析と介入効果の評価方法を解説する．

6.3 Pre 値の影響を調整する介入効果の評価

6.3.1 共分散分析

Post 値を outcome measure とし，Pre 値を共変量とするモデル

$$Y_{ij} = \theta_j + \beta(x_{ij} - \bar{x}_{..}) + \varepsilon_{ij} \tag{6.10}$$

を用いる分析を**共分散分析** (analysis of covariance) とよぶ．ここで Y_{ij} は前節と同様，群 j に無作為割付けされた被験者 i $(i = 1, 2, ..., n_j)$ の Post 値を

表す.また,x_{ij} は 6.2.1 節で定義された Pre 値に対応するランダム変数 X_{ij} の実測値を表す.x_{ij} は,モデル式 (6.10) では,あらかじめ与えられた定数としてあつかわれる.そこで,Pre 値がランダム変数でないことを強調するために,前節で用いた大文字の X_{ij} ではなく小文字の x_{ij} を用いている.群の数は,一般性をもたせて m 個としておく.したがって,$j = 1, ..., m$ $(m \geq 2)$ である.

モデル (6.10) の説明をさらに続けよう.パラメータ θ_j は j 番目の群の効果を表す.β は Pre 値が Post 値に与える影響を表すパラメータ,ε_{ij} はすべての i, j に対して独立なランダム誤差で平均が 0,分散が σ_ε^2 の正規分布に従うと仮定する.$\bar{x}_{..}$ は群を無視した Pre 値全体の平均値,すなわち

$$\bar{x}_{..} = \frac{1}{N} \sum_{j=1}^{m} \sum_{i=1}^{n_j} x_{ij} \quad (N = \sum_{j=1}^{m} n_j)$$

である.

(6.10) 式より,Y_{ij} の期待値は,次式で与えられる.

$$E(Y_{ij}) = \theta_j + \beta(x_{ij} - \bar{x}_{..}). \tag{6.11}$$

図 6.1 に,$m = 2$ で $j = A, B$ とする場合,$\theta_A = 82, \theta_B = 92, \beta = 0.8, \bar{x}_{..} = 93$ のときの $E(Y_{ij})$ のグラフを示した.グラフから A 群と B 群の Post 値の平均 $E(Y_{ij})$ (j=A,B) は,二つの平行な直線で表されることが確認できる.二つの直線が平行なのは,Pre 値と群の間に交互作用がないことを意味する.群の効果が Pre 値に依存するとき,二つの直線は平行でなくなる.つまり,この時は Pre 値と群の間に**交互作用**があるということになる.本節では,交互作用がない場合について解説を続ける.交互作用がある場合の解説は,6.4 節で与える.

パラメータ θ_j と β の推定 (6.10) 式で定義されたモデルには,$m + 1$ 個の未知パラメータ θ_j $(j = 1, ..., m)$ と β が含まれている.最小 2 乗法によるこれらのパラメータの推定について考えよう.計算を簡単にするために

$$z_{ij} = x_{ij} - \bar{x}_{..}$$

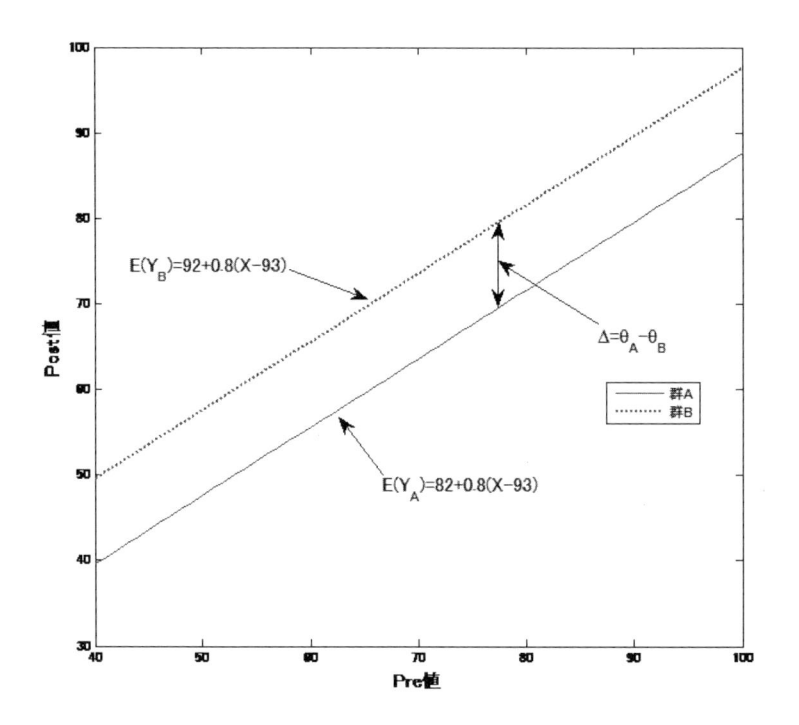

図 6.1　$E(Y_{ij}) = \theta_j + 0.8(x_{ij} - 93)$ のグラフ

とおくと，モデルは $Y_{ij} = \theta_j + \beta z_{ij} + \varepsilon_{ij}$ となり，誤差項 ε_{ij} の平方和は

$$Q(\theta, \beta) = \sum_{j=1}^{m} \sum_{i=1}^{m_j} (Y_{ij} - \theta_j - \beta z_{ij})^2$$

で表される．最小 2 乗法によるパラメータ推定値は，平方和 $Q(\theta, \beta)$ を最小にする $\theta_j = \widehat{\theta}_j$ と $\beta = \widehat{\beta}$ で与えられる．つまり，$\widehat{\theta}_j$ と $\widehat{\beta}$ は，$Q(\theta, \beta)$ をパラメータで偏微分し，その式をゼロとおいた連立方程式

$$\frac{\partial Q}{\partial \theta_j}\Big|_{\theta_j = \widehat{\theta}_j, \beta = \widehat{\beta}} = 0, \qquad \frac{\partial Q}{\partial \beta}\Big|_{\theta_j = \widehat{\theta}_j, \beta = \widehat{\beta}} = 0$$

の解として与えられる．

$$\frac{\partial Q}{\partial \theta_j}\Big|_{\theta_j=\widehat{\theta}_j,\beta=\widehat{\beta}} = -2\sum_{i=1}^{n_j}\left(Y_{ij}-\widehat{\theta}_j-\widehat{\beta}z_{ij}\right)=0$$

より,

$$\bar{Y}_{.j}-\widehat{\theta}_j-\widehat{\beta}\bar{z}_{.j}=0 \tag{6.12}$$

を得る. ただし,

$$\bar{Y}_{.j}=\frac{1}{n_j}\sum_{i=1}^{n_j}Y_{ij}, \quad \bar{z}_{.j}=\frac{1}{n_j}\sum_{i=1}^{n_j}z_{ij}$$

である. 他方

$$\frac{\partial Q}{\partial \beta}=-2\sum_{j=1}^{m}\sum_{i=1}^{n_j}\left(Y_{ij}-\widehat{\theta}_j-\widehat{\beta}z_{ij}\right)z_{ij}=0$$

に, (6.12) 式から導かれる $\widehat{\theta}_j=\bar{Y}_{.j}-\widehat{\beta}\bar{z}_{.j}$ を代入して整理すると

$$\widehat{\beta}\sum_{j=1}^{m}\sum_{i=1}^{n_j}(z_{ij}-\bar{z}_{.j})^2=\sum_{j=1}^{m}\sum_{i=1}^{n_j}\left(Y_{ij}-\bar{Y}_{.j}\right)z_{ij},$$

ここで

$$\sum_{j=1}^{m}\sum_{i=1}^{n_j}(z_{ij}-\bar{z}_{.j})^2=\sum_{j=1}^{m}\sum_{i=1}^{n_j}(x_{ij}-\bar{x}_{.j})^2$$

$$\sum_{j=1}^{m}\sum_{i=1}^{n_j}\left(Y_{ij}-\bar{Y}_{.j}\right)z_{ij}=\sum_{j=1}^{m}\sum_{i=1}^{n_j}\left(Y_{ij}-\bar{Y}_{.j}\right)(x_{ij}-\bar{x}_{.j})$$

であるから $\widehat{\beta}$ は, 次式で与えられる.

$$\widehat{\beta}=\frac{\sum_{j=1}^{m}\sum_{i=1}^{n_j}\left(Y_{ij}-\bar{Y}_{.j}\right)(x_{ij}-\bar{x}_{.j})}{\sum_{j}^{m}\sum_{i=1}^{n_j}(x_{ij}-\bar{x}_{.j})^2}=\frac{SS_{XY}}{SS_X}, \tag{6.13}$$

ここで, SS_X, SS_{XY} は, それぞれ (6.7), (6.8) 式で定義されている.[2]

---

[2] Pre 値 x は定数なので, 正確には SS_{xY} などと表すべきであろうが, 値としては $SS_{XY}=SS_{xY}$, $SS_X=SS_x$ なのでこのように表記した.

6.3 Pre 値の影響を調整する介入効果の評価　111

最後に，$\bar{z}_{.j} = \bar{x}_{.j} - \bar{x}_{..}$ から，(6.12) 式より，次が得られる．

$$\widehat{\theta}_j = \bar{Y}_{.j} - \widehat{\beta}(\bar{x}_{.j} - \bar{x}_{..}). \tag{6.14}$$

σ_ε^2 の推定　次に，ランダム誤差 ε_{ij} の分散 σ_ε^2 の推定について考える．Y_{ij} の予測値は θ_j と β の推定値を代入した

$$\widehat{Y}_{ij} = \widehat{\theta}_j + \widehat{\beta}(x_{ij} - \bar{x}_{..}) \tag{6.15}$$

で与えられるので，誤差の推定値は

$$\begin{aligned}
\widehat{\varepsilon}_{ij} &= Y_{ij} - \widehat{Y}_{ij} \\
&= Y_{ij} - \bar{Y}_{.j} - \widehat{\beta}(x_{ij} - \bar{x}_{.j})
\end{aligned}$$

で与えられる．分散 σ_ε^2 の推定量として，次の誤差の推定値の標本分散を用いる．

$$\begin{aligned}
\widehat{\sigma}_\varepsilon^2 &= \frac{\sum_i \sum_j \widehat{\varepsilon}_{ij}^2}{(N-m-1)} \\
&= \frac{1}{(N-m-1)} \left\{ \left(\sum_i \sum_j (Y_{ij} - \bar{Y}_{.j})^2 \right) \right. \\
&\quad \left. -2\widehat{\beta} \left(\sum_i \sum_j (Y_{ij} - \bar{Y}_{.j})(x_{ij} - \bar{x}_{.j}) \right) + \widehat{\beta}^2 \left(\sum_i \sum_j (x_{ij} - \bar{x}_{.j})^2 \right) \right\} \\
&= \frac{1}{(N-m-1)} \left(SS_Y - \frac{SS_{XY}^2}{SS_X} \right). \tag{6.16}
\end{aligned}$$

$\widehat{\sigma}_\varepsilon^2$ の自由度は

$$(N - m - 1) = (\text{患者の数} - \text{モデルパラメータの数})$$

である．ここでモデルパラメータの数は群効果 θ_j の数 (m 個) と直線の傾き β の数 (1 個) の合計 $m+1$ 個である．

6.3.2　共分散分析モデルにおける介入効果

共分散分析モデルにおける介入効果を，群効果 $\theta_j (j = \mathrm{A}, \mathrm{B})$ の差

$$\Delta = \theta_A - \theta_B$$

で定義する．この介入効果は，図 6.1 における二つの平行な直線の距離を表す．介入効果 Δ の推定量を $\widehat{\Delta} = \widehat{\theta}_A - \widehat{\theta}_B$ で与える．$\widehat{\Delta}$ は Δ の不偏推定量である．このことを示すには，$\widehat{\theta}_j$ が θ_j の不偏推定量であることを示せばよい．

$\widehat{\theta}_j$ の不偏性 いま，(6.10) 式のモデルより

$$E(\bar{Y}_{.j}) = \theta_j + \beta(\bar{x}_{.j} - \bar{x}_{..}),$$
$$E(Y_{ij} - \bar{Y}_{.j}) = \beta(\bar{x}_{.j} - \bar{x}_{..}).$$

したがって，(6.13) 式より

$$E(\widehat{\beta}) = \frac{\sum_{j=1}^{m}\sum_{i=1}^{n_j}(x_{ij} - \bar{x}_{.j})E\left(Y_{ij} - \bar{Y}_{.j}\right)}{\sum_{j=1}^{m}\sum_{i=1}^{n_j}(x_{ij} - \bar{x}_{.j})^2} = \beta. \qquad (6.17)$$

よって，(6.14) 式より

$$\begin{aligned}E(\widehat{\theta}_j) &= E(\bar{Y}_{.j}) - E(\widehat{\beta})(\bar{x}_{.j} - \bar{x}_{..}) \\ &= \theta_j + \beta(\bar{x}_{.j} - \bar{x}_{..}) - \beta(\bar{x}_{.j} - \bar{x}_{..}) \\ &= \theta_j.\end{aligned}$$

したがって，$\widehat{\theta}_j$ が θ_j の不偏推定量であることが示された．よって，$\widehat{\Delta} = \widehat{\theta}_A - \widehat{\theta}_B$ は，介入効果の差の不偏推定量である．

$\widehat{\theta}_j$ の分散 介入効果の検定について述べる前に，$\widehat{\theta}_j$ の分散を求めておく．一般的な線形モデルの理論から $\bar{Y}_{.j}$ と $\widehat{\beta}$ は互いに独立であることが知られている (Scheffe H. 1955, p207-209)．よって

$$V\left(\widehat{\theta}_j\right) = V\left(\bar{Y}_{.j}\right) + (\bar{x}_{.j} - \bar{x}_{..})^2 V\left(\widehat{\beta}\right). \qquad (6.18)$$

ここで $V\left(\bar{Y}_{.j}\right) = \sigma_\varepsilon^2/n_j$ である．$V\left(\widehat{\beta}\right)$ は，次のようにして求められる．簡単のため

$$r_{ij} = \frac{(x_{ij} - \bar{x}_{.j})}{\sum_{j=1}^{m}\sum_{i=1}^{n_j}(x_{ij} - \bar{x}_{.j})^2}$$

とおくと (6.13) 式より

$$\widehat{\beta} = \sum_{j=1}^{m} \sum_{i=1}^{n_j} r_{ij}(Y_{ij} - \bar{Y}_{.j})$$
$$= \sum_{j=1}^{m} \sum_{i=1}^{n_j} r_{ij} Y_{ij}$$

と表される．2番目の等号は

$$\sum_{i=1}^{n_j} (x_{ij} - \bar{x}_{.j}) = 0$$

であることから

$$\sum_{i=1}^{n_j} r_{ij} \bar{Y}_{.j} = 0$$

となることによる．したがって

$$V\left(\widehat{\beta}\right) = \sum_{j=1}^{m} \sum_{i=1}^{n_j} r_{ij}^2 V(Y_{ij})$$
$$= \frac{\sigma_\varepsilon^2}{\sum_{j=1}^{m} \sum_{i=1}^{n_j} (x_{ij} - \bar{x}_{.j})^2}$$
$$= \frac{\sigma_\varepsilon^2}{SS_X}$$

となる．したがって，(6.18) 式より $\widehat{\theta}$ の分散は，次式で与えられる．

$$V\left(\widehat{\theta}_j\right) = \sigma_\varepsilon^2 \left(\frac{1}{n_j} + \frac{(\bar{x}_{.j} - \bar{x}_{..})^2}{SS_X} \right) \tag{6.19}$$

介入効果の検定　介入効果に対する仮説は

　　帰無仮説 H: $\theta_A - \theta_B = 0$,　　　対立仮説 K: $\theta_A - \theta_B \neq 0$

で表される．この仮説に対する検定は，検定統計量

$$t(\widehat{\Delta}) = \frac{\left(\widehat{\theta}_A - \widehat{\theta}_B\right)}{\widehat{\mathrm{SE}}\left(\widehat{\theta}_A - \widehat{\theta}_B\right)} \tag{6.20}$$

を用いて検定する．分母は，分子の標準誤差の推定量である．$t(\widehat{\Delta})$ は，帰無仮説 H の下で自由度 $N - 3$ ($=$ 患者の数 $-$ パラメータ $\theta_A, \theta_B, \beta$ の数) で

ある．実際に検定統計量を計算するには，分母を具体的に与える必要がある．
分母を計算しよう．(6.14) 式より

$$V\left(\widehat{\theta}_{\mathrm{A}} - \widehat{\theta}_{\mathrm{B}}\right) = V\left[(\bar{Y}_{.\mathrm{A}} - \bar{Y}_{.\mathrm{B}}) - \widehat{\beta}(\bar{x}_{.\mathrm{A}} - \bar{x}_{.\mathrm{B}})\right]$$

を得る．モデルの仮定から $\bar{X}_{.A}, \bar{X}_{.B}$ は定数で，Pre-Post デザインでは Post 値の平均 $\bar{Y}_{.A}$ と $\bar{Y}_{.B}$ は互いに独立である．また，上で述べたように $(\bar{Y}_{.\mathrm{A}}, \bar{Y}_{.\mathrm{B}})$ と $\widehat{\beta}$ は互いに独立である．よって

$$V\left(\widehat{\theta}_{\mathrm{A}} - \widehat{\theta}_{\mathrm{B}}\right) = V\left(\bar{Y}_{.A}\right) + V\left(\bar{Y}_{.B}\right) + (\bar{x}_{.\mathrm{A}} - \bar{x}_{.\mathrm{B}})^2 V\left(\widehat{\beta}\right) \quad (6.21)$$

が成り立つ．上で求めた $V\left(\bar{Y}_{.j}\right) = \sigma_\varepsilon^2 / n_j$, $V\left(\widehat{\beta}\right) = \sigma_\varepsilon^2 / SS_X$ を代入すると

$$V\left(\widehat{\theta}_{\mathrm{A}} - \widehat{\theta}_{\mathrm{B}}\right) = \sigma_\varepsilon^2 \left\{ \frac{1}{n_\mathrm{A}} + \frac{1}{n_\mathrm{B}} + \frac{(\bar{x}_{.\mathrm{A}} - \bar{x}_{.\mathrm{B}})^2}{SS_X} \right\}. \quad (6.22)$$

したがって，$V\left(\widehat{\beta}\right)$ の推定量は，σ_ε^2 に (6.16) 式の $\widehat{\sigma}_\varepsilon^2$ を代入することによって得られる．上述したことを (6.21) に代入すると，検定統計量 $t(\hat{\Delta})$ の分母の標準偏差の推定量は，次のように与えられる．

$$\widehat{\mathrm{SE}}\left(\widehat{\theta}_{\mathrm{A}} - \widehat{\theta}_{\mathrm{B}}\right) = \left[\widehat{\sigma}_\varepsilon^2 \left\{ \frac{1}{n_\mathrm{A}} + \frac{1}{n_\mathrm{B}} + \frac{(\bar{X}_{.\mathrm{A}} - \bar{X}_{.\mathrm{B}})^2}{SS_X} \right\}\right]^{\frac{1}{2}}. \quad (6.23)$$

この公式は Wishart, J. (1936) が最初に導いた (Pearce,S.C. p.126)．

さて，本節では共分散分析における介入効果を $\tau(\Delta) = \theta_A - \theta_B$ のように定義して，(6.14) 式で与えられた式，すなわち

$$\left(\widehat{\theta}_{\mathrm{A}} - \widehat{\theta}_{\mathrm{B}}\right) = (\bar{Y}_{.\mathrm{A}} - \bar{Y}_{.\mathrm{B}}) - \widehat{\beta}(\bar{x}_{.\mathrm{A}} - \bar{x}_{.\mathrm{B}})$$

で推定した．右辺第一項は，Post 平均値の群差である．この期待値を求めると

$$E(\bar{Y}_{.\mathrm{A}} - \bar{Y}_{.\mathrm{B}}) = \theta_\mathrm{A} - \theta_\mathrm{B} + \beta(\bar{X}_{.\mathrm{A}} - \bar{X}_{.\mathrm{B}})$$

となり，Post 平均値の群差を用いて $\theta_\mathrm{A} - \theta_\mathrm{B}$ を推定するとバイアス $\beta(\bar{X}_{.\mathrm{A}} -$

6.3 Pre 値の影響を調整する介入効果の評価　115

$\bar{X}_{.B}$) が生じることが分かる．これに対して推定量 $\widehat{\theta}_A - \widehat{\theta}_B$ は，このバイアスを $\bar{Y}_{.A} - \bar{Y}_{.B}$ から差し引いて不偏推定量を得るという形式になっており，これは元をたどると j 群の効果の平均 $\bar{Y}_{.j}$ を $\widehat{\theta}_j = \bar{Y}_{.j} - \widehat{\beta}(\bar{x}_{.j} - \bar{x}_{..})$ に調整して θ_j を推定するという形式に他ならない．このことから，$\widehat{\theta}_j$ を，**調整済み平均効果** (adjusted treatment average) とよぶこともある (Chow and Liu, 1998, p.500)．

多群に対する介入効果の検定　群が m 個 $(m > 2)$ あるとき，検定したい介入効果は無数にある．例えば，$m = 3$ のとき，主張したい仮説は $\theta_2 > (\theta_1 + \theta_3)/2$，すなわち第2群の効果は第1群と第3群の効果の平均より大きい，であったり，$\theta_3 > (\theta_1 + \theta_2)/2, \theta_1 > (\theta_2 + \theta_3)/2$ であったりする．$\theta_2 > (\theta_1 + \theta_3)/2$ を主張したいときに設定される帰無仮説は $\theta_2 = (\theta_1 + \theta_3)/2$，同様に $\theta_3 < (\theta_1 + \theta_2)/2$，$\theta_1 < (\theta_2 + \theta_3)/2$ を主張したいときに設定される帰無仮説は，それぞれ $\theta_3 = (\theta_1 + \theta_2)/2, \theta_1 = (\theta_2 + \theta_3)/2$ である．これら無数の帰無仮説，対立仮説を統一的にあらわす一つの表し方として，次の仮説を考える．

　　　帰無仮説　$H: \sum_{j=1}^{m} c_j \theta_j = 0$,　　対立仮説　$K: \sum_{j=1}^{m} c_j \theta_j \neq 0$,

ここで，c_j は $\sum_{j=1}^{m} c_j = 0$ を満たす定数である．例えば，$c_2 = 1, c_1 = c_3 = -1/2$ のとき H は，$-\theta_1/2 + \theta_2 - \theta_3/2 = 0$, すなわち $\theta_2 = (\theta_1 + \theta_3)/2$ となり上の例の帰無仮説が表されることになる．$\sum_{j=1}^{m} c_j \theta_j$ を**対比** (contrast) という．

H を K に対比する検定の検定統計量は，対比の式の θ_j をその不偏推定量 $\widehat{\theta}_j$ でおき替えた $\sum_{j=1} c_j \widehat{\theta}_j$ を標準化した，次の統計量で与えられる．

$$t = \frac{\sum_j c_j \widehat{\theta}_j}{\widehat{\mathrm{SE}}\left(\sum_{j=1} c_j \widehat{\theta}_j\right)}. \tag{6.24}$$

t は，帰無仮説 H の下で自由度 $N - m - 1$ の t 分布にしたがう．t の分母を具体的に求めよう．

$$\sum_{j=1} c_j \widehat{\theta}_j = \sum_{j=1} c_j \left(\bar{Y}_{.j} - \widehat{\beta}(\bar{x}_{.j} - \bar{x}_{..}) \right)$$

表 6.3 共分散分析モデル (6.10) のパラメータ推定値

パラメータ	推定値	標準誤差
θ_A	82.79	3.84
θ_B	92.13	3.84
β	0.80	0.07
σ_ε^2	221.09	

$$= \sum_{j=1} c_j \bar{Y}_{.j} - \widehat{\beta} \sum_{j=1} c_j \bar{x}_{.j}.$$

よって

$$V\left(\sum_{j=1} c_j \widehat{\theta}_j\right) = \sigma_\varepsilon^2 \left(\sum_{j=1} \frac{c_j^2}{n_j} + \frac{(\sum_{j=1} c_j \bar{x}_{.j})^2}{SS_X}\right). \tag{6.25}$$

特に, $m=2$ のときは, t は (6.20) 式で与えた統計量 $t(\widehat{\Delta})$ と一致する.

例 6.3 例 6.1 で述べたガルシニアの効果を検証する臨床試験に, Post 値を outcome measure, Pre 値を共変量とするときの, 上述の検定を適用しよう. 被験者数は, $n_A = n_B = 15$. また, 表 6.2 より $\bar{x}_{.A} = 92.25, \bar{x}_{.B} = 94.10, SS_X = 40133.24$ であった. 表 6.3 に共分散分析のパラメータ推定値を与えた. 表より, $\widehat{\theta}_A = 82.79, \widehat{\theta}_B = 92.13, \widehat{\sigma}_\varepsilon^2 = 221.09$ である. これらの数値を (6.20) 式に代入すると, 次を得る.

$$t(\widehat{\Delta}) = \frac{(82.79 - 92.13)}{\left[221.09\left\{\frac{2}{15} + \frac{(92.25-94.10)}{40133.24}\right\}\right]^{\frac{1}{2}}} = \frac{-9.34}{5.43} = -1.72$$

自由度は $N - 3 = n_A + n_B - 3 = 27$ であるから p 値=0.097 となる. この場合にも, ガルシニアに有意な効果があるとは認められない. しかしながら, p 値は, 例 6.2 で求めた $t(0)$ 検定と $t(1)$ 検定の p 値より小さくなっている.

共分散分析による介入効果の解析は (6.10) 式で与えられたモデルに基づくものが唯一ではなく, 類似したモデルで行われることもある. 次節では, それらのモデルを取り上げモデルが異なっても介入効果の差の推定, 検定に関する結果は同一であることを示す.

6.3.3 類似モデルによる共分散分析

上では，(6.10) 式で与えられたモデル，すなわち

モデル M1: $\quad Y_{ij} = \theta_j + \beta(x_{ij} - \bar{x}_{..}) + \varepsilon_{ij}$

に基づく共分散分析法を紹介した．これに対して

モデル M2: $\quad Y_{ij} - x_{ij} = \alpha_j + \beta_1(x_{ij} - \bar{x}_{..}) + \varepsilon_{ij}$

に基づく共分散分析，あるいは

モデル M3: $\quad Y_{ij} = \mu_j + \beta_2 x_{ij} + \varepsilon_{ij}$

に基づく共分散分析のほうが妥当ではないか，と感じる読者もいることと思う．モデル M1 は，Pre 値自身の値 x_{ij} ではなく $(x_{ij} - \bar{x}_{..})$ が用いられている．つまりデータ解析時に，Pre 値全体の平均 $\bar{x}_{..}$ をあらかじめ計算して，変数 $(x_{ij} - \bar{x}_{..})$ を作成しておかなければいけない．モデル M2 は，Pre 値と Post 値の差 $Y_{ij} - x_{ij}$ を outcome measure としているところに特徴がある．モデル M3 は，モデル M1 において，Pre 値自身の値 x_{ij} を共変量としたところに特徴がある．

モデル M2 と M1 の関係について考えよう．モデル M1 の両辺から x_{ij} を引くと，次式が得られる．

$$Y_{ij} - x_{ij} = (\theta_j - \bar{x}_{..}) + (\beta - 1)(x_{ij} - \bar{x}_{..}) + \varepsilon_{ij}.$$

この左辺は，モデル M2 の左辺に等しい．したがって

$$\alpha_j = \theta_j - \bar{x}_{..}, \qquad \beta_1 = \beta - 1$$

とおくと，モデル M1 と M2 間に対応がつく．j 群の介入効果は，モデル M1 では θ_j，モデル M2 では α_j で表されるが，この対応は，j 群の介入効果が両モデルで $\bar{x}_{..}$ だけ異なること，しかし介入効果の差は，$\alpha_A - \alpha_B = \theta_A - \theta_B$ となり等しいことを表している．

さらに，$\bar{x}_{..}$ はあらかじめ与えられた定数と考えられているから，モデル M2 に基づく α_j と β_1 の推定量 $\hat{\alpha}_j, \hat{\beta}_1$ とモデル M1 に基づく θ_j と β の推定量 $\hat{\theta}_j, \hat{\beta}$ の間に，関係式

$$\widehat{\alpha}_j = \widehat{\theta}_j - \bar{x}_{..}, \qquad \widehat{\beta}_1 = \widehat{\beta} - 1$$

が成り立ち

$$\widehat{\alpha}_A - \widehat{\alpha}_B = \widehat{\theta}_A - \widehat{\theta}_B$$

が導かれる．モデル M2 に基づく介入効果の仮説は，$\widehat{\alpha}_A - \widehat{\alpha}_B$，およびこの分散を利用して行われるから，介入効果の仮説 $H: \alpha_A - \alpha_B = 0$ の検定統計量は (6.20) 式で与えられた検定統計量 $t(\widehat{\Delta})$ と一致し，同じ値の p 値が算出される．

次に，モデル M3 と M1 の関係について考えよう．M3 は，次のように表される．

$$Y_{ij} = \mu_j + \beta_2 \bar{x}_{..} + \beta_2 (x_{ij} - \bar{x}_{..}) + \varepsilon_{ij}.$$

左辺は，モデル M1 の左辺に等しいから

$$\theta_j = \mu_j + \beta_2 \bar{x}_{..}, \qquad \beta = \beta_2$$

とおくとモデル M3 と M1 に対応がつく．j 群の介入効果は，モデル M3 では μ_j，モデル M1 では θ_j で表されるので，この対応から両モデルの介入効果そのものは $\beta_2 \bar{x}_{..}$ だけ異なることがわかる．しかしながら，$\mu_A - \mu_B = \theta_A - \theta_B$ が成り立つので，両モデルにおける介入効果の差は等しい．また，モデル M3 に基づく μ_j と β_1 の推定量 $\widehat{\mu}_j, \widehat{\beta}_1$ は

$$\widehat{\mu}_j = \widehat{\theta}_j - \widehat{\beta}\bar{x}_{..}, \qquad \widehat{\beta}_2 = \widehat{\beta}$$

で与えられ，$\widehat{\mu}_A - \widehat{\mu}_B = \widehat{\theta}_A - \widehat{\theta}_B$ が成り立つ．したがって，上述したことと同じ理由でモデル M3 に基づく介入効果の検定結果とモデル M1 に基づく介入効果の検定結果は一致する．

モデル M1 に代わるモデルとして，次の M4 が想定されるときもある．

モデル M4: $\quad Y_{ij} = \alpha + \tau_j + \beta_3 x_{ij} + \varepsilon_{ij}$

このモデルの特徴は，群に係わらない定数（切片）α が考慮されていることである．上と同様に

$$\theta_j = \alpha + \tau_j + \beta_3 \bar{x}_{..}, \qquad \beta = \beta_3 \tag{6.26}$$

6.3 Pre 値の影響を調整する介入効果の評価　119

とおくとモデル M4 と M1 に対応がつく．α と τ_j の推定量は，この対応から導かれる連立方程式

$$\alpha + \tau_A = \widehat{\theta}_A - \widehat{\beta}\bar{x}_{..}$$
$$\alpha + \tau_B = \widehat{\theta}_B - \widehat{\beta}\bar{x}_{..} \qquad (6.27)$$

の解として与えられるが，この二つの式からは左辺の三つの未知パラメータ α, τ_A, τ_B は決定できない．つまり，モデル M4 は，いわゆる過パラメータ化 (over prametrization) モデルである．

モデル M4 の過パラメータ化を避けるため，制約条件

$$n_A \tau_A + n_B \tau_B = 0$$

をモデル M4 に課すことにする．このとき，上の連立方程式左辺の未知パラメータ数は二つとなり，連立方程式から以下のような $\alpha, \tau_A(=-\tau_B)$ の推定量が得られる．

$$\widehat{\tau}_A = \frac{n_2}{n_1 + n_2}(\widehat{\theta}_A - \widehat{\theta}_B), \quad \widehat{\tau}_B = -\frac{n_1}{n_1 + n_2}(\widehat{\theta}_A - \widehat{\theta}_B),$$
$$\widehat{\alpha} = \frac{n_1}{n_1 + n_2}\widehat{\theta}_A + \frac{n_2}{n_1 + n_2}\widehat{\theta}_B - \widehat{\beta}\bar{x}_{..}$$

モデル M4 に基づく両群の介入効果の差は (6.26) 式より

$$\tau_A - \tau_B = \theta_A - \theta_B$$

となり，モデル M1 の介入効果の差と一致する．また，介入効果の差の推定量は

$$\widehat{\tau}_A - \widehat{\tau}_B = \frac{n_2}{n_1 + n_2}(\widehat{\theta}_A - \widehat{\theta}_B) + \frac{n_1}{n_1 + n_2}(\widehat{\theta}_A - \widehat{\theta}_B)$$
$$= \widehat{\theta}_A - \widehat{\theta}_B$$

となり，上に述べたのと同じ理由で両群の介入効果の検定結果も，モデル M1 に基づく場合の介入効果の検定結果と一致する．

注 6.1 上では，モデル M4 に制約条件 $n_A \tau_A + n_B \tau_B = 0$ を課して介入効果を推定した．解析ソフトによっては，他の制約条件をおいて介入効果の推

定を行うものもある．しかしながら，他の制約条件をおいても介入効果の推定，検定結果はモデル M1 の場合と同じになる．例えば，$\tau_B = 0$ という制約条件をつけたとする．このとき，連立方程式 (6.27) 式は

$$\alpha + \tau_A = \widehat{\theta}_A - \widehat{\beta}\bar{x}_{..} \qquad (6.28)$$

$$\alpha = \widehat{\theta}_B - \widehat{\beta}\bar{x}_{..} \qquad (6.29)$$

となり，解 $\tau_A = \widehat{\tau}_A^* = \widehat{\theta}_A - \widehat{\theta}_B, \tau_B = \widehat{\tau}_B^* = 0$ を得る．したがって，介入効果の推定量は

$$\widehat{\tau}_A^* - \widehat{\tau}_B^* = \widehat{\theta}_A - \widehat{\theta}_B$$

である．なお $\widehat{\tau}_A, \widehat{\tau}_B, \widehat{\tau}_A^*$ の間には，次の関係式が成り立つことも分かる．

$$\widehat{\tau}_A = \frac{n_B}{n_A + n_B}\widehat{\tau}_A^*,$$
$$\widehat{\tau}_B = -\frac{n_A}{n_A + n_B}\widehat{\tau}_A^*.$$

この様な関係式を利用すれば，一つの制約条件の下で求めた推定値から，他の制約条件で求めた推定値を求めることもできる．制約条件の付け方については Milliken G.A, Johnson D.E. (1984, p.93–109) に詳しく書かれている．

例 6.4 例 6.1 で述べたガルシニアのデータに，モデル M1〜M4 を適用して共分散分析を行った．各モデルごとのパラメータの推定値，および標準誤差 (SE) を表 6.4 に与えた．ただし，モデル M4 では制約条件を簡単のため $\tau_B = 0$ としている．このように制約条件を定めても，上に述べた結果は同じである．表より各モデルの介入効果の差の推定値は，次のように算出され，どのモデルを用いても丸め誤差を除いて同一であることが確かめられる．

モデル M1: $\widehat{\theta}_A - \widehat{\theta}_B = 82.79 - 92.13 = -9.34$,
モデル M2: $\widehat{\alpha}_A - \widehat{\alpha}_B = -10.38 - (-1.04) = -9.34$
モデル M3: $\widehat{\mu}_A - \widehat{\mu}_B = 8.54 - 17.89 = -9.35$,
モデル M4: $\widehat{\tau}_A - \widehat{\tau}_B = -9.34 - 0 = -9.34$.

表 **6.4** 4つの共分散モデル M1, M2, M3, M4 のパラメーター推定値

モデル	パラメータ	推定値	SE
M1	θ_A	82.79	3.84
	θ_B	92.13	3.84
	β	0.80	0.07
M2	α_A	-10.38	3.84
	α_B	-1.04	3.84
	β_1	-0.20	0.07
M3	μ_A	8.54	7.85
	μ_B	17.89	7.97
	β_2	0.80	0.07
M4	α	92.13	3.84
	τ_A	-9.34	5.46
	τ_B	0	—
	β_3	0.80	0.07

6.3.4 解析ソフト

モデル M1〜M4 による解析のための SAS によるコンピュータプログラムを章末に与えた．

6.4 Change-Point Regression Model (CPRM)

近年，機能性食品の有効性を評価する目的で，臨床試験が盛んに行われるようになってきた．しかし，機能性食品の有効性評価のための臨床試験は，医薬品開発を目指すいわゆる「治験」と比較して相違点がいくつもある．例えば，機能性食品の有効性評価のための臨床試験は基本的に健常人から境界域の人を対象にしており，期待される有効性の大きさ (effect size) は治験の場合の effect size と比較して小さい場合が多い．例えば，高血糖の改善が期待される食品の臨床試験では，血糖値がやや高めの健常者から境界型の人を被験者にする場合が多く，血糖値がそれほど高くない被験者では大きな効果が期待できない．このように機能性食品の臨床試験では，有効指標の Pre 値（ベースライン値）がある一定の値に達するまでは効果が期待されず，ある値を境に効果が出る場合が多い．本節では，Hayamizu, K. et.al. (J. Clin. Biochem. Nutr., 44, p.285-290, 2009) より，機能性食品の有効性評価に有用と思われ

る Change-PointRegression Model (CPRM) と呼ばれる新しい統計モデルを紹介する．

6.4.1 CPRM モデル

6.3.1 節で解説した共分散分析による介入効果の評価法は，Pre 値と群の交互作用がないことを前提としていたが，群効果が Pre 値の大きさに依存する場合を考える．例えば，例 6.1 のデータで Pre 値の内臓脂肪面積がある一定の値を超えた被験者に対してガルシニア群で効果が見られ，一方プラセボ群では効果が見られなかった場合を想定したモデルを考える．つまり，Pre 値がある一定の値を境に効果が出る閾値を探し，効果が出る領域と効果の出ない領域を区別できる統計モデルである．

閾値をもつ直線 打切り関数

$$a_+ = \max(0, a) = \begin{cases} a & (0 \leq a) \\ 0 & (0 > a) \end{cases}$$

を用いると，$x = \delta$ で傾きを変える直線を表すことができる．例えば

$$y = ax + b(x - \delta)_+ = \begin{cases} ax + b(x - \delta) & (x \geq \delta) \\ ax & (x < \delta) \end{cases}$$

は，$x < \delta$ の範囲では傾き a であるが，$x \geq \delta$ の範囲では傾きが $(a+b)$ に変化する直線を表す．$x = \delta$ を**変化点** (change poit)，あるいは**閾値** (threshold) という．図 6.2 に $y = x + 2(x - 5)_+$ のグラフを示した．図より，この直線は $x \leq 5$ では $y = x$ であるが，$x > 5$ からは $y = x + 2(x - 5) = 3x - 10$ となり，閾値=5 で傾きが 1 から 3 に変わる直線であることが分かる．

CPRM モデル Pre-Post デザインが適用された例 6.1 のような無作為化 2 群比較試験を考える．ただし，データで Pre 値がある一定の値を超えた被験者に対して介入群で効果が見られ，一方プラセボ群では効果が見られなかった場合を想定する．群 j $(j = A, B)$ に無作為割付けされた被験者 i $(i = 1, 2, ..., n_j)$ の Pre 値を x_{ij}，Post 値を表す確率変数 Y_{ij} として，共分散モデル (6.10) 式

6.4 Change-Point Regression Model (CPRM)

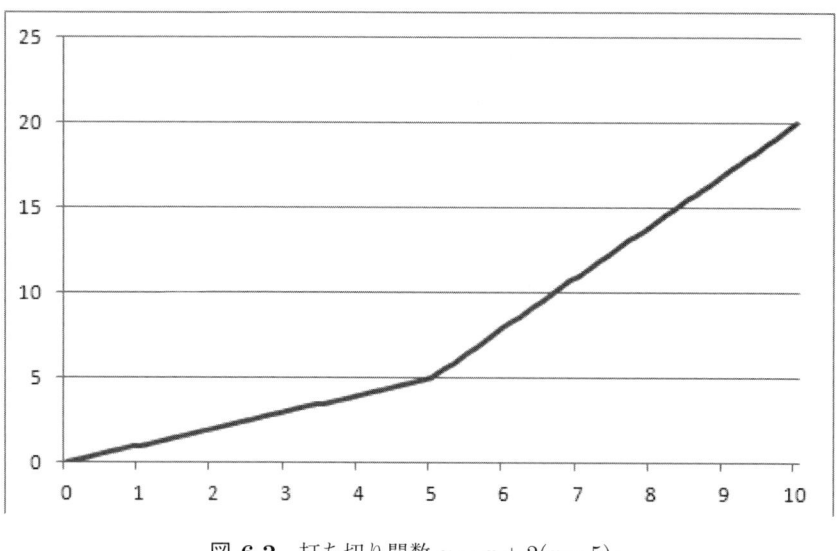

図 **6.2** 打ち切り関数 $y = x + 2(x-5)_+$

を，次のように拡張する．

$$Y_{ij} = \beta_0 + \beta_1 x_{ij} + \beta_2 I(j = A)(x_{ij} - c)_+ + \varepsilon_{ij} \tag{6.30}$$

ここで，ε_{ij} はランダム誤差項，$I(a)$ は a が真の時 1，a が偽の時 0 をとるダミー関数である．したがって，$I(j = A)$ は，A 群のとき 1, B 群のとき 0 となる．閾値は c である．このモデルを **CPRM モデル** (Change-PointRegression Model) とよぶ．

プラセボ群 ($j = B$) の post 値 Y_{iB} の期待値は

$$E(Y_{iB}) = \beta_0 + \beta_1 x_{iB},$$

他方，介入群 ($j = A$) の期待値は

$$E(Y_{iA}) = \beta_0 + \beta_1 x_{iA} + \beta_2 (x_{ij} - c)_+,$$

となり，特に Pre 値が閾値 c 未満のとき，すなわち $(x_{ij} < c)$ のときは

$$E(Y_{iA}) = \beta_0 + \beta_1 x_{iA}$$

となり，プラセボ群と介入群の両者で直線の傾きは等しく β_1 で与えられており，両群の間には差がないこと，他方，Pre 値が閾値 c 以上のときは

$$E(Y_{iA}) = \beta_0 + \beta_1 x_{iA} + \beta_2(x_{ij} - c),$$

で与えられ，介入群の直線の傾きは $(\beta_1 + \beta_2)$ となり，プラセボ群の傾き β_1 と異なる．つまり，CPRM モデルは閾値 c を超えた時点で介入効果が現れることを意味する．したがって，CPRM モデルでは介入効果の検定は，次の仮説の検定となる．

帰無仮説 $H: \beta_2 = 0,$　　対立仮説 $K: \beta_2 \neq 0.$

CPRM モデルでは，閾値 c は未知のパラメータとされている．したがって，CPRM モデルを用いるデータ解析は，次のようにまず初めに閾値 c を決め，次に上の介入効果の仮説の検定を行う．

閾値 c を決めるには，あらかじめ候補となる c の値を複数決めておき，各候補の c についてデータにモデルを当てはめ，もっとも当てはまりが良いモデルを与えるものを閾値 c と定める．例えば，情報基準量 (AIC) が最小となる閾値 c を選べばよい．

次に，選択した閾値 c をモデルに代入し，モデルパラメータの推定値から介入効果の検定を行う．この検定は，データシート上に新しい説明変数 $z_{ij} = I(j=A)(x_{ij}-c)_+$ を作っておけば，通常の重回帰分析ソフトの回帰係数の検定として実施することができる．

例 6.5 例 6.1 のガルシニア介入試験データ（表 6.1）を CPRM モデルで解析する．ガルシニア群の内臓脂肪面積 (VFA) の Pre 値の最小値は 26.2，最大値は 150.7 であるから，目検討で 30.1〜150 までを 0.1 刻みで 1200 等分し得られた値を閾値 c の候補とした．次に，各 c について CPRM モデルを当てはめ，AIC を記録した．1200 個 AIC の最小値を与えた c は $c=85.7$ であった．$c=85.7$ を CPRM モデルに当てはめ，データ解析した結果を表 6.5 に与えた．また，図 6.3 に推定した直線のプロットを与えた．表より，介入効果の推定値は $\widehat{\beta_2} = -0.546 (\text{SE}=0.145)$ となっており，また，t 検定のための統計量の値は $t = \widehat{\beta_2}/\widehat{\text{SE}} = -3.773$ で与えられ，自由度は 27 であるから p 値 $= 0.0008$ となり，有意水準 5% でガルシニアの介入効果があることが分かる．なお，モデルとデータの適合度は，CPRM モデルの $R^2 = 0.87,$ (6.20)

式で与えたモデルの $R^2 = 0.82$ (例 6.3) で CPRM モデルの方が，パラメータが一つ多いことを考慮しなければいけないが，若干よい．

表 **6.5** CPRP モデル (6.30) による解析結果

パラメータ	推定値	SE	DF	t 値	Pr> $|t|$
β_0	2.98	6.86	27	0.43	0.67
β_1	0.97	0.08	27	12.54	< .0001
β_2	−0.55	0.14	27	−3.77	0.0008

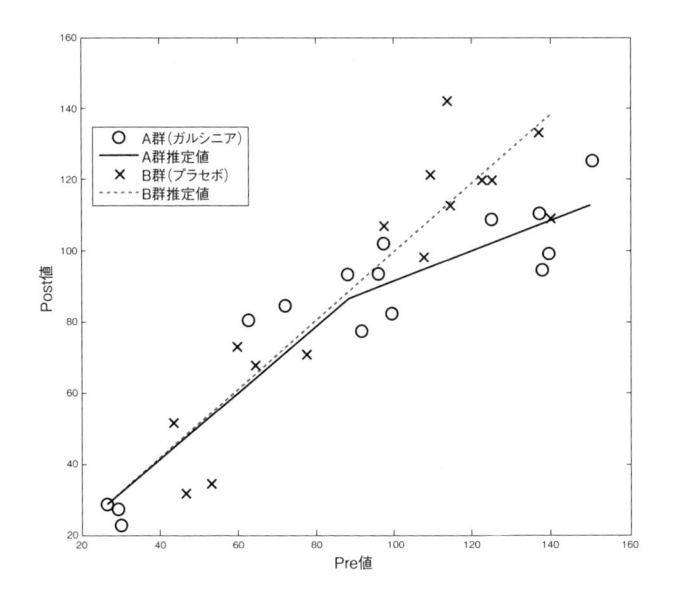

図 **6.3** 表 6.1 のデータから推定された CPRM モデル

6.5 症例数の設定

6.3.1 節の (6.10) 式で与えられた共分散分析モデルを考える．このモデルに

は効果を表す m 個のパラメータ θ_j があった．本節では，これらのパラメータに関わる次の仮説を検定することを想定して，検定のために必要な症例数の設定について解説する．

帰無仮説　$H : \theta_1 = \theta_2 = \cdots = \theta_m \ (= \theta)$
対立仮説　$K :$ 少なくとも一つの $\theta_j (j = 1, ..., m)$ が異なる

いま，(6.10) 式で定義された分散分析モデルを **full** モデルとよぶ．他方，帰無仮説が正しいとしたときのモデル，すなわち

$$Y_{ij} = \theta + \beta(x_{ij} - \bar{x}_{..}) + \varepsilon_{ij} \tag{6.31}$$

を **reduced** モデルとよぶ．また，full モデルと reduced モデルの決定係数 R^2 をそれぞれ R_F^2, R_R^2 とする．このとき，上の仮説の検定は

$$F = \frac{(R_F^2 - R_R^2)/(m-1)}{(1 - R_F^2)/(N-m-1)} > F_{1-\alpha, m-1, N-m-1}$$

のとき，有意水準 α で帰無仮説 H を棄却する，という方式で与えられる．ここで，$F_{1-\alpha, m-1, N-m-1}$ は自由度対 $[m-1, N-m-1]$ の F 分布の $(1-\alpha) \times 100$ パーセンタイル，$N = \sum_{j=1}^{m} n_j$ である．

統計量 F は，対立仮説 K の下で自由度対 $[m-1, N-m-1]$，非心パラメータ

$$\lambda = N \frac{(R_F^2 - R_R^2)}{(1 - R_F^2)}$$

の非心 F 分布に従うことが知られているから，この検定の検出力は

$$\beta_0 = P(F > F_{1-\alpha, m-1, N-m-1})$$

で与えられる．

検定に必要な症例数 N を求めるには，まず有意水準 α と検出力を適当な値に指定する．次に α と N を決め $F_{1-\alpha, m-1, N-m-1}$ を求める．さらに，非心パラメータ λ を計算し，検出力 β_0 を求める．β_0 の値が，あらかじめ指定

しておいた検出力より小さければ，N を増やしてこの手順をくり返す．また，大きければ N を減らしてこの手順をくり返す．次の例で，この手順を具体的に与えた．

例 6.6 群の数を $m = 2$, $R_F^2 = 0.6$, $R_R^2 = 0.5$, 有意水準 $\alpha = 0.05$, 検出力を 0.8 と設定したときの，必要症例数 N を SAS を用いて求めよう．まず $N = 20$ として検出力を算出する．このための SAS のプログラムは次のとおりである．

data tmp;

$N = 20$; $m = 2$; $df1 = m - 1$; $df2 = N - m - 1$; alpha=0.05; $R2f = 0.6$;

$R2r = 0.5$;

nc=$N * ((R2f - R2r)/(1 - R2f))$; q=$finv(1-\text{alpha}, df1, df2)$;

pow= $1 - cdf('F', q, df1, df2, \text{nc})$;

label N =' 症例数' m =' 群の数' $df1$ =' 分子の自由度'

$df2$ =' 分母の自由度' alpha=' 有意水準' $R2f$ ='Full モデルの決定係数'

$R2r$ ='Reduced モデルの決定係数' nc=' 非心パラメーター' q=' 限界値'

pow=' 検出力';

run;

計算結果は，pow=0.56 であった．pow= $0.56 < 0.8$ なので，N の値を大きくし検出力 pow を再計算する．この作業をくり返し，検出力が近似的に 0.8 となる N を求める．

SAS プロシジャー ProcPower を用いると $(m, R_F^2, R_R^2, \alpha, \beta_0)$ を指定さえすれば，くり返し計算をしなくとも検出力があらかじめ与えた検出力と近似的に等しくする N を求めることができる．そのための SAS のプログラムは次の通りである．

proc power;

multreg   model=fixed   alpha=0.05   nfullpredictors=2
ntestpredictors=1 rsquarefull=0.6 rsquarereduced=0.5
power=0.8   ntotal=.;
run;

このプログラムを実行すると，$N=34$ のとき，検出力 β_0 が 0.806 となる．

SAS のプログラム

A. モデル M1～M4 を利用する共分散分析のための SAS プログラム

proc format;
value groupf 0='プラセボ群' 1='ガルシニア群';
run;
data prepost;
input ID   group   PreVFA   PostVFA;
diff=PostVFA-PreVFA;   { $(Y_{ij}-x_{ij})$ を定義する }
X=PreVFA- 93.173333333333332; { $X=(x_{ij}-\bar{x}_{..})$ を定義する }
format group groupf.;
datalines;
25   1   97.3   101.9
…….data…….
13   0   136.6   133.2
;
run;
proc glm data=prepost;
class group;

{ モデル M1 : $E(Y_{ij}|X_{ij}=x_{ij}) = \theta_j + \beta(x_{ij}-\bar{x}_{..})$ }
model PostVFA =group X/solution noint; {*noint* で切片をモデルから削除する }
lsmeans group /tdiff pdiff;

{$lsmeans\ group\ /tdiff\ pdiff$ はモデル式の右辺に連続共変量 $(x_{ij}-\bar{x}_{..})$ が
ある場合, $(x_{ij}-\bar{x}_{..})$ の平均 $= \frac{1}{N}\sum_i\sum_j(x_{ij}-\bar{x}_{..}) = 0$ での $E(Y_{ij}|X_{ij}=x_{ij})$
の推定値 $= \widehat{\theta}_j + \widehat{\beta} \times 0 = \widehat{\theta}_j$ の群差 $\widehat{\theta}_A - \widehat{\theta}_B$ の検定が実行される }

    title 'PostVFA =group X';

    run;

    proc glm data=prepost;

    class group;

{ モデル **M2**： $E(Y_{ij} - X_{ij}|X_{ij}=x_{ij}) = \alpha_j + \beta_1(x_{ij}-\bar{x}_{..})$ }

    model diff=group X/solution noint;

    lsmeans group /tdiff pdiff;

    title 'diff=group X';

    run;

    proc glm data=prepost;

    class group;

{ モデル **M3**： $(Y_{ij}|X_{ij}=x_{ij}) = \mu_j + \beta_2 x_{ij}$ }

    model PostVFA=group PreVFA/solution noint;

    lsmeans group /tdiff pdiff;

    title 'PostVFA=group PreVFA';

    run;

    proc glm data=prepost;

    class group;

{ モデル **M4** : $E(Y_{ij}|X_{ij}=x_{ij}) = \alpha + \tau_j + \beta_3(x_{ij}-\bar{x}_{..})$ }

    model PostVFA=group X/solution ;

    lsmeans group /tdiff pdiff;

    title 'PostVFA=group X';

    run;

CPRMモデルを用いた解析のためのSASプログラム

```
/*閾値cの候補作成のため 30.1〜150 を 0.1 刻みで分割*/
    data cutvalue ;
    set prepost ;
    do c = 30.1 to 150 by 0.1 ;
    x = group * (max(0,PreVFA-c)) ;
    output ;
    end ;
    run;
    proc sort ;
    by c id ;
    run ;

/*c値の候補を区別するための分類変数の作成*/
    data cutvalue_all ;
    set cutvalue ;
    retain dnum ;
    by c ;
    if first.c then dnum + 1 ;
    run ;

/*作成した各分類変数からの AIC の算出*/
    ods listing close;
    ods output InfoCrit = aic ;
    proc mixed data = cutvalue_all ic method=ml;
    class group ;
    model PostVFA = PreVFA x ;
    by dnum ;
    run;
    ods listing;
```

6.5　症例数の設定

```
proc sort data = aic ;
by aic ;
run ;
```

/* AICが少数点第1位までしか確認できないので，全桁を表示するように変更し，AICの小さいものを aic_min へ出力する　*/

```
data aic_min aic ;
set aic ;
output aic ;
if _n_ = 1 then output aic_min ;
format _all_ ;
run ;
```

/*AICの最小値を使ったc値を持つデータのみ cutvalue_all から抽出する*/

```
data final ;
merge cutvalue_all
aic_min(in=in keep=dnum)
;
by dnum ;
if in ;
run ;
```

/*AICの小さいc値を使った，解析結果の表示*/

```
proc mixed data = final ic method=ml;
class group ;
model PostVFA = PreVFA x / solution ;
run;
```

参考文献

Shein-Chung, Chow. and Jenpei,Liu. (1998): *Design and Analysis of Clinical Traials. Concepts and Methodologies.* Wiley, New York.

Sceffe, H. (1955): *The Analysis of Variance*, Wiley, New York.

Wishart, J. (1936): Tests of Significance in Analysis of Covariance. *J. Royal Statist. Soc. Supple.* **3**, pp.79–82.

Pearce, S.C. (2006): *Encyclopedia of Statistical Sciences* (2nd ed.) *Vol.1, Analysis of Covariance*, pp.126–132, Wiley, New York.

Milliken, G.A., Johnson D.E. (1984): *Analysis of Messy Data Vol. I: Designed Experiments.* Van Nostrand Reinhold, New York.

Senn, S. (1997): *Statistical Issues in Drug Development.* Wiley, New York.

Hayamizu, K., Yamashita, N., Hattori, S., Kakuma, T. (2009): A ChangePoint Regression Approach for Efficacy Evaluation of Dietary Supplements. *J. Clin. Biochem. Nutr.*, 44, pp.285–290.

第7章　Cross-Over 試験のデータ解析

7.1　Cross-Over デザイン

　本章では，2×2 (two-sequence, two-period) cross-over 試験のデータ解析について解説する．2×2 **cross-over 試験**とは，treatment の水準が 2（例えば製剤 A と B）の無作為化比較試験で，N 人の被験者[1]を二つの投与順序群（two-sequence）AB と BA に無作為に割り付ける．投与順序群 AB に割り付けをされた被験者には，1 期目 (first period) に治療薬 A を投与し outcome measure を測定する．その後，治療薬 A の効果が完全に消滅する，あるいは効果が無視できるまでの**ウォッシュアウト期間**とよばれる期間をまって，2 期目 (second period) で治療薬 B を投与し再び outcome measure を測定する．一方，二つ目の投与順序群 BA に割付された被験者は 1 期目に B，2 期目に A と投与順序を入れ換え，同じ手順で outcome measure を測定する．

　6 章で解説した Pre-Post デザインでは，二つの treatment 群（薬剤 A と B）を用意し，各被験者をどちらか一つの treatment 群に無作為割付けした．Pre-Post デザインのように outcome measure がそれぞれ別の群から測定されるデザインを **parallel デザイン**とよぶ．これに対して，2×2 **cross-over デザイン**では，被験者全員に二つの treatmentA と B を実施し，A と B に対応する二つの outcome measure を各被験者から測定する．parallel デザインと cross-over デザインの違いは，データ解析における treatment 効果の推定の違いとして表れる．つまり，2×2 cross-over デザインでは被験者自身が比較群の役割を果たし，treatment 効果は被験者内 (within-subject) の二つの outcome measure の差から推定するが，parallel デザインでは各 treatment 群で群効果が推定され，各群の効果の差 (between-subject) が treatment 効

---

[1] 被験者と患者の区別が必要なとき以外は，両方を同じ意味で用いる．

果となる．

　cross-overデザインで注意しなければならない点は，十分なウォッシュアウト期間をおいても，1期目に実施したtreatmentの影響が2期目のoutcome measureに影響を及ぼす場合である．2期目に表れる1期目の効果を**持ち越し効果** (Carry-Over/Residual Effect) という．Outcome measureに持ち越し効果が含まれる恐れがある場合，treatment効果の評価にcross-overデザインは適さない．

　一般的に，2×2 cross-overデザインは，5.1節で定義した生物学的同等試験 (Bioequivalence Trial) において頻繁に適用される試験デザインである．米国食品薬品局 (FDA) や欧州薬品審査庁 (EMEA) では，parallelデザインを用いた試験の方が科学的により妥当な結果を得られる場合を除いては，cross-overデザインの適用を推奨している (FDA：1992,2001；CPMP：2001)．本章では，下記の例に示す生物学的同等性試験のデータを用いてcross-over試験のデータ解析を解説する．7.2節では，cross-over試験で用いられる統計モデルについて説明し，7.3節で二つの薬剤効果に関する仮説検定を解説する．7.4節では，持ち越し効果，薬剤と時期の交互作用および順序効果の関連について解説する．

例 7.1 高橋・大橋・芳賀（SASによる実験データの解析 1998, 図表 8.4, p135）の生物学的同等性試験によって得られた最大血中濃度$C_{\max}$データを例として用いて具体的に解説する．データを表7.1に再現した．なお，表では，元データでC_1, C_2とよばれている薬剤を，それぞれRとTという記号で表している．また，元データの投与順序群A_1をRT群，A_2をTR群と表している．

7.1.1　統計モデル

投与順序群i $(i = 1, 2)$に無作為に割り付けられた被験者k $(k = 1, ..., n_i)$の時期j $(j = 1, 2)$におけるoutcome measureの測定値をY_{ijk}とする[2]．Y_{ijk}

---

[2] FDA(1992) では，いくつかの理由を挙げ AUC と $C_{\max}$ のそれぞれを対数変換したデータを用いて同等性の仮説検定を行うよう強く推奨している．その一つの理由として，AUC,

表 7.1　Cross-Over 試験における薬剤 R, T の最大血中濃度 Cmax

id	順序群	期間 1	期間 2
1	RT	211	418
2	RT	318	319
3	RT	459	580
4	RT	399	347
5	RT	316	303
6	TR	304	465
7	TR	428	397
8	TR	588	316
9	TR	370	325
10	TR	317	302

をモデル化しよう．いま，二つの薬剤を R と T とし，投与順序群 1 ($i=1$) を薬剤の投与順序が $R \to T$ の群，投与順序群 2 ($i=2$) を薬剤の投与順序が $T \to R$ の群であるとする．表 7.2 に投与順序と，投与期間および薬剤 R, T の対応を与えている．被験者一人当り平均の R と T の効果を，それぞれ μ_R, μ_T で表す．このとき，Y_{ijk} の期待値を，次のように分解して表せば分かりやすい．

$$E(Y_{11k}) = \mu_R + \pi_1 + \gamma_1, \qquad E(Y_{12k}) = \mu_T + \pi_2 + \gamma_1, \qquad (7.1)$$

$$E(Y_{21k}) = \mu_T + \pi_1 + \gamma_2, \qquad E(Y_{22k}) = \mu_R + \pi_2 + \gamma_2. \qquad (7.2)$$

ここで，π_j は時期 j の影響を表すパラメータ，γ_i は 投与順序 ($R \to T$, $T \to R$) の影響を表すパラメータと解釈できる．

これらの期待値を統一的に表現しよう．表 7.2 を見てみると，$i=j$ のとき，このときに限り R が投与され，$i \neq j$ のとき，そのときに限り T が投与されることが分かる．よって，記号

$$d(i,j) = \begin{cases} R & (i=j \text{ のとき}) \\ S & (i \neq j \text{ のとき}) \end{cases}$$

Cmax の測定値そのものより，対数変換した値の分布のほうが，より良く正規分布で近似できることが上げられている．以上のことから，例 7.1 を解析する場合，対数変換した $C_{\max}$ 値を Y_{ijk} とする．

表 7.2 投与順序と時期：(i,j) と R, T の対応

順序	時期	
	$j=1$	$j=2$
$i=1$	R	T
$i=2$	T	R

を導入すると，上の四つの期待値は，次のように統一的に表すことができる．

$$E(Y_{ijk}) = \mu_{d(i,j)} + \pi_j + \gamma_i. \tag{7.3}$$

次に，Y_{ijk} のバラツキは，i 群に属する k 番目の被験者固有の測定値のバラツキとランダム誤差によるバラツキからなると考えられるから，前者のバラツキを表す確率変数を $\xi_{k(i)}$ で表し，後者のバラツキを表す確率変数を ε_{ijk} で表す．このとき，Y_{ijk} は，次のように表すことができる．

$$Y_{ijk} = E(Y_{ijk}) + \xi_{k(i)} + \varepsilon_{ijk}.$$

このモデル，すなわち

$$Y_{ijk} = \mu_{d(i,j)} + \pi_j + \gamma_i + \xi_{k(i)} + \varepsilon_{ijk} \tag{7.4}$$

を，本書では cross-over デザインの統計解析モデルとして採用する．ここで，$\xi_{k(i)}, (k=1,\ldots,n_i; i=1,2)$ は互いに独立で，同一の平均 0，分散 σ_S^2 の正規分布に従うこと，$\varepsilon_{ijk}, (k=1,\ldots,n_i; i=1,2; j=1,2)$ は，互いに独立で，同一の平均 0，分散 σ_ε^2 の正規分布に従うこと，さらに $\xi_{k(i)}, (k=1,\ldots,n_i; i=1,2)$ と $\varepsilon_{ijk}, (k=1,\ldots,n_i; i=1,2; j=1,2)$ は，互いに独立であることを仮定しておく．被験者固有の測定値のバラツキを考慮したこのようなモデルは，一般に混合モデル (mixed model) とよばれている．このモデルについて，次章 8.2 節で詳しい解説を与えるので，併せて学習してほしい．

(7.4) 式で与えられたモデルには，二つの分散を除いて 6 個の未知パラメータ $\mu_R, \mu_T, \pi_1, \pi_2, \gamma_1, \gamma_2$ が含まれている．これらのパラメータの推定につい

て考えよう．正規分布が仮定されているから，尤度関数を導き，最尤推定量を求めればよいが，直感的に明らかなように $\mu_R, \mu_T, \pi_1, \pi_2, \gamma_1, \gamma$ の最尤推定量は，次の連立方程式の解となる．

$$\bar{Y}_{11.} = \mu_R + \pi_1 + \gamma_1$$
$$\bar{Y}_{12.} = \mu_T + \pi_2 + \gamma_1$$
$$\bar{Y}_{21.} = \mu_T + \pi_1 + \gamma_2$$
$$\bar{Y}_{22.} = \mu_R + \pi_2 + \gamma_2$$

しかしながら，この連立方程式は解けない．方程式の数=4に対してパラメータ数=6であるからである．6.3.3節で解説したのと同様に，(7.4)式で与えられたモデルは過パラメータモデルである．推定可能とするためには，モデルに含まれるパラメータに制約条件を付けなければならない．μ_R および μ_T は，薬剤の効果を表すパラメータであるから，これらには制約条件をなるべく付けないほうがよい．(π_1, π_2) と (γ_1, γ_2) のそれぞれに制約条件を付け，それぞれから1個ずつパラメータを減らすのが妥当である．制約条件の付け方は，例えば

$$\pi_1 + \pi_2 = 0, \qquad \gamma_1 + \gamma_2 = 0$$

あるいは

$$\pi_2 = 0, \qquad \gamma_2 = 0$$

など，いろいろ考えられる．しかしながら6.3.3節で示したように，どのような制約条件を付けても薬剤効果の差 $\mu_T - \mu_R$ の推定，検定結果は制約条件の付け方によらず，同一である．

時期の相関と混合モデル 順序 i に割り付けられた被験者 k からの測定値 (Y_{i1k}, Y_{i2k}) は，同被験者からの測定値なので，Y_{i1k} と Y_{i2k} の間には相関があると考えるのが妥当である．混合モデルの利点は，この相関を考慮しているところにある．このことを見るために，(7.4)式で与えられた混合モデルから $(Y_{i1k}$ と $Y_{i2k})$ の相関を計算してみよう．

まず，期待値と分散について，(7.4)式と仮定から，次が得られる．

$$E(Y_{ijk}) = \mu_{d[i,j]} + \pi_j + \gamma_i \tag{7.2}$$

$$V(Y_{ijk}) = \sigma_S^2 + \sigma_\varepsilon^2. \tag{7.3}$$

次に，$(Y_{i1k}$ と $Y_{i2k})$ の共分散を求める．共分散の定義から

$$\mathrm{Cov}(Y_{i1k}, Y_{i2k}) = E(Y_{i1k} Y_{i2k}) - E(Y_{i1k}) E(Y_{i2k}).$$

右辺の一項は，$E(\xi_{k(i)}) = E(\varepsilon_{ijk}) = 0$ で，かつ $\xi_{k(i)}$ と ε_{ijk} の独立性が仮定されているから

$$\begin{aligned}
E(Y_{i1k} Y_{i2k}) &= E\left[\left(\mu_{[i,1]} + \pi_1 + \gamma_i + \xi_{k(i)} + \varepsilon_{i1k}\right)\left(\mu_{[i,2]} + \gamma_i + \xi_{k(i)} + \varepsilon_{i2k}\right)\right] \\
&= \mu_{[i,1]}\mu_{[i,2]} + \mu_{[i,1]}\gamma_i + \pi_1\mu_{[i,2]} + \pi_1\gamma_i + \gamma_i\mu_{[i,2]} + \gamma_i^2 + E(\xi_{k(i)}^2)
\end{aligned}$$

右辺の二項は，

$$\begin{aligned}
E(Y_{i1k})E(Y_{i2k}) &= \left[\left(\mu_{[i,1]} + \pi_1 + \gamma_i\right)\left(\mu_{[i,2]} + \gamma_i\right)\right] \\
&= \mu_{[i,1]}\mu_{[i,2]} + \mu_{[i,1]}\gamma_i + \pi_1\mu_{[i,2]} + \pi_1\gamma_i + \gamma_i\mu_{[i,2]} + \gamma_i^2
\end{aligned}$$

したがって

$$\mathrm{Cov}(Y_{i1k}, Y_{i2k}) = E(\xi_{k(i)}^2) = V(\xi_{k(i)}) = \sigma_S^2 \tag{7.4}$$

となる．よって，Y_{i1k} と Y_{i2k} の相関は，次式で与えられる．

$$\begin{aligned}
\rho(Y_{i1k}, Y_{i2k}) &= \frac{\mathrm{Cov}(Y_{i1k}, Y_{i2k})}{\sqrt{V(Y_{i1k})V(Y_{i2k})}} \\
&= \frac{\sigma_S^2}{\sigma_S^2 + \sigma_\varepsilon^2}. \tag{7.5}
\end{aligned}$$

これはランダム変数 (random effects) をモデル式に導入することで誘引された相関で，しばしば**級内相関** (intraclass correlation) と呼ばれる (McCulloch, C.H, Searle SR 2001, pp.34-36)．級内相関は，繰り返し測定データで共分散構造の一つである複合対称型 (compound symmetry: 次章参照) や評価者間の信頼係数 (Dunn G 1986, pp.117-120) の定義によく登場する (Crowder, M.J. and Hand, D.J. 1990, pp.25-27, pp.48)．

7.2 薬剤効果の検定

7.2.1 有意性の検定：考え方

薬剤効果に関して有意性の検定，非劣性・優越性の検定，同等性の検定の三つの仮説が考えられるが，本節では，有意性の仮説

$$H : \mu_T = \mu_R, \qquad K : \mu_T \neq \mu_R$$

を検定する Hills, M. and Armitage, P.(1979) の 2 標本 t 検定について解説し，次節で同等性の検定についての解説を行う．

投与順序群 i に割り付けられた被験者 k から二つの測定値が得られる．時期 2 ($j=2$) と時期 1 ($j=1$) の測定値の差を

$$D_{ik} = Y_{i2k} - Y_{i1k} \qquad (i=1,2)$$

で表す．投与順序群 1 ($i=1$) の差の期待値は，(7.1), (7.2) 式から

$$E(D_{1k}) = \mu_T - \mu_R + \pi_2 - \pi_1. \qquad (k=1,2,\ldots,n_i)$$

同様に，投与順序群 2 ($i=2$) の差の期待値は

$$E(D_{2k}) = \mu_R - \mu_T + \pi_2 - \pi_1 \qquad (k=1,2,\ldots,n_i)$$

となる．よって，薬剤 T と薬剤 R の効果の差を

$$\theta = \mu_T - \mu_R$$

とおくと θ は，次のように表される．

$$\theta = \frac{E(D_{1k}) - E(D_{2k})}{2}. \qquad (k=1,2,\ldots,n_i) \qquad (7.6)$$

$E(D_{ik})$ の不偏推定量は

$$\bar{D}_i = \frac{1}{n_i} \sum_{k=1}^{n_i} D_{ik}$$

で与えられるので
$$\widehat{\theta} = \frac{\bar{D}_1 - \bar{D}_2}{2}$$
は，θ の不偏推定量となる．検定統計量は，この推定量を標準化することによって，次のように与えられる．
$$T = \frac{\widehat{\theta}}{\widehat{\mathrm{SE}}(\widehat{\theta})}.$$
分母は $\widehat{\theta}$ の標準誤差 (SE) の推定量を表す．実際に検定を行うためには，分母を決定する必要がある．分母を求めよう．

$\bar{D}_1$ と $\bar{D}_2$ は異なる被験者群から得られる統計量なので互いに独立であるから
$$V\left(\frac{\bar{D}_1 - \bar{D}_2}{2}\right) = \frac{1}{4}\left[V(\bar{D}_1) + V(\bar{D}_2)\right]$$
が成りたつ．ここで
$$\begin{aligned}
V(\bar{D}_i) &= \frac{1}{n_i^2}\sum_{k=1}^{n_i} V(D_{ik}) = \frac{1}{n_i^2}\sum_{k=1}^{n_i} V\left(Y_{i2k} - Y_{i1k}\right) \\
&= \frac{1}{n_i^2}\sum_{k=1}^{n_i}\left[V\left(Y_{i2k}\right) + V\left(Y_{i1k}\right) - 2\mathrm{Cov}(Y_{i1k}, Y_{i2k})\right] \\
&= \frac{1}{n_i^2}\sum_{k=1}^{n_i}\left[2\left(\sigma_S^2 + \sigma_\varepsilon^2\right) - 2\sigma_S^2\right] \quad ((7.3)\text{式},(7.4)\text{式から}) \\
&= \frac{2\sigma_\varepsilon^2}{n_i}
\end{aligned} \tag{7.7}$$
であるから，結局
$$V\left(\widehat{\theta}\right) = \frac{\sigma_\varepsilon^2}{2}\left(\frac{1}{n_1} + \frac{1}{n_2}\right) \tag{7.8}$$
を得る．この式には，未知のパラメータ σ_ε^2 が含まれている．通常，個人内のバラツキ σ_ε^2 は，被験者間のバラツキ σ_S^2 に比べて小さい．$\widehat{\theta}$ の分散が σ_ε^2 しか含まないことは，cross-over デザインが parallel デザインより効率が良いデザインであることを示唆する (Piantadosi, S. 1997)．σ_ε^2 の推定は，次節で

7.2.2 σ_ε^2 の推定

投与順序群 i に割り付けられた被験者 k の時期 2 と時期 1 の差 $D_{ik} = Y_{i2k} - Y_{i1k}$ の分散は，(7.7) 式と同様にして

$$V(D_{ik}) = 2\sigma_\varepsilon^2$$

で与えられる．投与順序群 i を固定したとき，この分散は，$D_{i1}, D_{i2}, \ldots, D_{in_i}$ の標本分散 S_i^2 で推定できるので，σ_ε^2 の推定は $S_i^2/2$ でできることが分かる．ただし

$$S_i^2 = \frac{1}{n_i - 1} \sum_{k=1}^{n_i} (D_{ik} - \bar{D}_i)^2$$
$$= \frac{1}{n_i - 1} \bigl(Y_{i2k} - Y_{i1k} - (\bar{Y}_{i2\cdot} - \bar{Y}_{i1\cdot})\bigr)$$

である．これは，$i = 1, 2$ によらない．つまり，投与順序群 1 から作られる $S_1^2/2$ と 投与順序群 2 から作られる $S_2^2/2$ がともに σ_ε^2 の推定量であることを意味する．両者をプールして一つの推定量を作る．つまり

$$S_{\text{pool}}^2 = \frac{(n_1 - 1)s_1^2 + (n_2 - 1)s_2^2}{(n_1 + n_2 - 2)} \tag{7.9}$$

とおき

$$\hat{\sigma}_\varepsilon^2 = \frac{1}{2} S_{\text{pool}}^2$$

を σ_ε^2 の推定量とする．

7.2.3 有意性の検定：具体的な検定方式

この推定量を (7.8) 式に代入し，整理すると仮説

$$H: \mu_T = \mu_R, \qquad K: \mu_T \neq \mu_R$$

を検定する検定統計量は，次式で与えられる．

$$T = \frac{2\hat{\theta}}{S_{\text{pool}}\sqrt{(\frac{1}{n_1} + \frac{1}{n_2})}}. \tag{7.10}$$

表 **7.3** 投与順序および時期ごとの平均値と標本分散

	時期		SE
	$j=1$	$j=2$	S_i^2
順序 $i=1$	5.80	5.95	0.11
順序 $i=2$	5.97	5.88	0.14

T は帰無仮説 H の下で，自由度 (n_1+n_2-2) の t 分布にしたがう．次の例で，この検定統計量の使い方を具体的に示す．

例 7.2 表 7.1 に与えられた例 7.1 のデータに，上の統計量 T を適用して薬剤効果の検定を行う．まず，(7.4) 式で与えられたモデルの Y_{ijk} は，$C_{\max}$ 値を対数変換したものであることに注意し，表 7.1 のデータを対数変換しておく．対数変換したデータから算出した投与順序，時期ごとの平均値と標本分散を表 7.3 に与えた．表より，$\bar{Y}_{11\cdot}=5.80, \bar{Y}_{12\cdot}=5.95, \bar{Y}_{21\cdot}=5.97, \bar{Y}_{22\cdot}=5.88$ である．よって，薬剤効果の推定値は

$$\widehat{\theta} = \frac{(\bar{Y}_{12\cdot}-\bar{Y}_{11\cdot})-(\bar{Y}_{22\cdot}-\bar{Y}_{21\cdot})}{2}$$
$$= \frac{(5.95-5.80)-(5.88-5.97)}{2}$$
$$= 0.12$$

また，$n_1=n_2=5$ で，表 7.3 より $s_1^2=0.11, s_2^2=0.14$ であるから (7.9) 式より

$$s_{\text{pool}}^2 = \frac{4\times 0.11 + 4\times 0.14}{8} = 0.12$$

よって

$$\widehat{\text{SE}}(\widehat{\theta}) = \frac{1}{2}s_{\text{pool}}\sqrt{\left(\frac{1}{n_1}+\frac{1}{n_2}\right)} = 0.5 \times \sqrt{0.12} \times \sqrt{\frac{1}{5}+\frac{1}{5}}$$
$$= 0.11$$

で与えられるので，検定統計量は，

$$T = \frac{\widehat{\theta}}{\widehat{\mathrm{SE}}(\widehat{\theta})} = \frac{0.12}{0.11}$$
$$= 1.09.$$

T は,帰無仮説の下で自由度 $(n_1 + n_2 - 2) = 8$ の t 分布に従うので,有意水準を $\alpha = 0.05$ とするとき

$$|T| = 1.09 < t(1 - \alpha/2, 8) = 2.306$$

となり,$H : \mu_T - \mu_R = 0$ は有意水準 5% で棄却できない.つまり,表 7.1 のデータからは $\mu_T \neq \mu_R$ のエビデンスは得られなかったと結論できる.

上の例では,帰無仮説 $H : \mu_T = \mu_R$ が棄却できなかった.このとき,$\mu_T = \mu_R$ と結論してはならない.仮説検定は,対立仮説を証明するための方法であり,帰無仮説が棄却できなかった場合,対立仮説を証明できるエビデンスがなかったというだけのことである.このような言い表し方の中に,データが少なかったからエビデンスが得られなかったのかもしれない,という意味が含まれていることに注意したい.積極的に $\mu_T = \mu_R$ を証明するのが目的である場合,次節で紹介する同等性の検定を行う必要がある.

7.3 生物学的同等性の検定

同等性の仮説は,5 章で紹介した.本節では,AUC と $C_{\max}$ を念頭におき対数変換したデータ Y_{ijk} に対して (7.4) 式で与えた混合モデルを想定して,生物学的同等性の検定を紹介する.

対数変換されたデータを対象にしていることから,5 章で示されたように,同等性マージンを $\Delta = \log 1.25 = 0.2231$ とするとき

$$-\Delta < \mu_T - \mu_R < \Delta$$

のとき,薬剤 T と R は同等である.よって,同等性の仮説は次のように設定される.

$$\text{帰無仮説 } H : \mu_T - \mu_R \leq -\Delta \quad \text{または} \quad \mu_T - \mu_R \geq \Delta$$

対立仮説 $K: -\Delta < \mu_T - \mu_R < \Delta$.

5章では，この仮説を検定する TOST 法を紹介した．また，信頼区間を使って同等性を示す方法も紹介した．本節では，これらの方法について理解を深めるため，例 7.1 のデータ（表 7.1）を用いて，これら二つの方法の数値例を与える．

7.3.1 TOST による検定

5.1.3 節で述べたように，TOST で同等性仮説 $-\Delta < \mu_T - \mu_R < \Delta$ を有意水準 α で採択するには，二つの検定統計量を

$$T_L = \frac{\widehat{\theta} + \Delta}{\widehat{\mathrm{SE}}(\widehat{\theta})},$$

$$T_U = \frac{\widehat{\theta} - \Delta}{\widehat{\mathrm{SE}}(\widehat{\theta})}$$

とおくとき $T_L > t(1-\alpha, r)$，かつ $T_U < -t(1-\alpha, r)$ でなければならなかった．例 7.1 のデータは，$C_{\max}$ の値であるから，その対数変換したデータを Y_{ijk} で表し，その要約統計量を表 7.1 に与えている．表のデータに TOST を適用する．

例 7.2 で算出したように

$$\widehat{\theta} = 0.12, \qquad \widehat{\mathrm{SE}}(\widehat{\theta}) = 0.11$$

である．同等性マージンは $\Delta = 0.2231$ と定められているから，統計量 T_L と T_U の値は

$$T_L = \frac{0.12 + 0.2231}{0.11} = 3.08, \qquad T_U = \frac{0.11 - 0.2231}{0.11} = -0.94$$

となる．いま，自由度は $r = n_1 + n_2 - 2 = 8$，有意水準が $\alpha = 0.05$ のとき，$t(1-0.05, 8) = 1.86$ であるから，$T_L = 3.08 > t(1-0.05, 8) = 1.86$ がいえる．しかしながら，$T_U = -0.94 > -t(1-0.05, 8) = -1.86$ であり，$T_L > t(1-\alpha, r)$，かつ $T_U < -t(1-\alpha, r)$ は成り立たない．つまり，同等性

の仮説 $K: -\Delta < \mu_T - \mu_R < \Delta$ は採択できない．いい替えれば，二つの薬剤の $C_{\max}$ は生物学的に同等 (bio-equivalent) でない．

7.3.2 信頼区間による方法

5 章で，信頼度 $(1-2\alpha)\%$ の θ の信頼区間が，区間 $(-\Delta, \Delta)$ 内に入っていることと，TOST 法で，有意水準 α の片側検定を 2 回くり返して同等性を採択することとが，同じであるという定理を証明した．ここでは，$C_{\max}$ を対数変換した例 7.1 のデータ（表 7.1）に基づいて信頼区間による生物学的同等性の数値例を与える．

$\alpha = 0.05$ として信頼度 90% の $\widehat{\theta}$ の信頼区間を求める．自由度は $r = n_1 + n_2 - 2 = 8$ である．また，$\alpha = 0.05$ のとき，$t(1-0.05, 8) = 1.86$ であるから

$$\widehat{\theta} \pm t(1-\alpha, r)\widehat{\mathrm{SE}}(\widehat{\theta}) = 0.12 \pm 1.8595 \times 0.11$$
$$= (-0.08, 0.32).$$

この信頼区間は同等性マージンの区間 $(-\Delta, \Delta) = (-0.2231, 0.2231)$ に含まれていない．つまり，TOST 法の場合と同様に，信頼区間法でも薬剤 T と R は同等ではない．

7.4 順序効果，薬剤と時期の交互作用，持ち越し効果

(7.4) 式で与えられた混合モデルを拡張して，薬剤との交互作用項，あるいは持ち越し効果の影響を表すパラメータをもつモデルを設定し cross-over 試験のデータを解析すると，より実り豊かな結果が得られるのではないかと期待する読者もいることと思われる．しかしながら，結論的にいって，そうではない．(7.4) 式で与えられた混合モデルでは，順序効果，薬剤と時期の交互作用および持ち越し効果を認識できない．その理由について解説する．

ところで，多数の統計ソフトでは切片が含まれるモデルをデフォルトとしている．前章で明らかにしたのと同様に，切片を含むモデルに基づく解析を行なっても，切片を含まない (7.4) 式に基づくモデルで解析を行なっても薬

剤効果の差に関する推定結果，検定結果は変わらない．以下では，(7.4) 式を切片を持つモデルに修正しておき，このモデルをベースにして薬剤との交互作用項，あるいは持ち越し効果の影響を表すパラメータをもつモデルを考えることにする．

(7.4) 式に切片を加えたモデルをモデル MM1 とよぶことにする．すなわち
モデル MM1: $Y_{ijk} = \mu + \tau_{d[i,j]} + \pi_j + \gamma_i + \xi_{k(i)} + \varepsilon_{ijk}$.
このモデルは，**順序効果モデル**とよばれることがある．(γ_1, γ_2) が順序効果を表すパラメータと理解されるためである．モデル MM1 の順序効果 $\gamma_i, (i=1,2)$, の代わりに，**薬剤と時期の交互作用**を表すパラメータ $(\tau\pi)_{d[i,j],j}$ を入れたモデルをモデル MM2 とよぶことにする．すなわち
モデル MM2: $Y_{ijk} = \mu + \tau_{d[i,j]} + \pi_j + (\tau\pi)_{d[i,j],j} + \xi_{k(i)} + \varepsilon_{ijk}$.
さらに，モデル MM1 の順序効果 $\gamma_i, (i=1,2)$, の代わりに，**持ち越し効果** λ_c を入れたモデルをモデル MM3（持ち越し効果モデル）とよぶ．すなわち
モデル MM3: $Y_{ijk} = \mu + \tau_{d[i,j]} + \pi_j + \lambda_c + \xi_{k(i)} + \varepsilon_{ijk}$.

さて，上の三つのモデル MM1, MM2, MM3 にはデータから推定できるパラメータ数より多いパラメータが含まれていることに注意しよう．パラメータの推定を可能にするためには，パラメータに制約条件を付ける必要がある．まず，パラメータ (τ_T, τ_R) について，制約条件：$\tau_T + \tau_R = 0$ を付け $\tau_T = \tau$, $\tau_R = -\tau$ とおく．この制約条件の下では，(7.4) 式で定義された薬剤効果 (μ_R, μ_T) は $\mu_R = \mu - \tau$, $\mu_T = \mu + \tau$ と表され，薬剤効果の差は

$$\theta = \mu_T - \mu_R = 2\tau$$

で表される．次に，時期効果 (π_1, π_2) と順序効果 (γ_1, γ_2) について，次の制約条件をおく．

制約条件： $\pi_1 + \pi_2 = 0, \quad (\pi_2 = \pi, \pi_1 = -\pi$ とおく$)$.
制約条件： $\gamma_1 + \gamma_2 = 0, \quad (\gamma_2 = \gamma, \gamma_1 = -\gamma$ とおく$)$.

モデル MM2 の交互作用項について，$(\tau\pi)_{d[i,j],j}$ の $d[i,j]$ は $(i=j)$ のとき $d[i,j] = R$, $(i \neq j)$ の時 $d[i,j] = T$ であったことに注意して，次の制約条件

7.4 順序効果,薬剤と時期の交互作用,持ち越し効果　147

をおく.

$$(\tau\pi)_{R1} + (\tau\pi)_{R2} = 0, \qquad (\tau\pi)_{T1} + (\tau\pi)_{T2} = 0,$$
$$(\tau\pi)_{R1} + (\tau\pi)_{T1} = 0, \qquad (\tau\pi)_{T2} + (\tau\pi)_{R2} = 0.$$

このとき,$(\tau\pi)_{R1} = (\tau\pi)$ とおくと,$(\tau\pi)_{R2} = -(\tau\pi)$,$(\tau\pi)_{T1} = (\tau\pi)$,$(\tau\pi)_{T2} = -(\tau\pi)$ と表すことができる.最後にモデル MM3 の持ち越し効果は期間 1 には関係しないので $j=1$ のときは $\lambda_c = 0$ と定義する.さらに

$$c = \begin{cases} R \ (i=1, j=2) \text{ のとき} \\ T \ (i=2, j=2) \text{ のとき}, \end{cases}$$

として,$\lambda_R + \lambda_T = 0$ という制約条件を付け,$\lambda_T = \lambda, \lambda_R = -\lambda$ とおく.これらの制約条件を付けたモデル MM1, MM2, MM3 を分かりやすく理解するため,表 7.4 に時期と順序に分けて Y_{ijk} の期待値を表示した.表には,以上の三つのモデルに加えてモデル MM4 が記載されている.このモデルは,モデル MM2 の交互作用項に付ける制約条件を以下のように変更したモデルである.すなわち

モデル MM4:モデル MM2 の交互作用項に,次の制約条件を付けたモデルである.

$$(\tau\pi)_{R1} = 0$$
$$(\tau\pi)_{T1} = 0$$
$$(\tau\pi)_{T2} + (\tau\pi)_{R2} = 0.$$

表 7.4 では,$(\tau\pi)_{R2} = -(\tau\pi), (\tau\pi)_{T2} = (\tau\pi)$ とおかれている.表 7.4 から,次のことが分かる.

- モデル MM1 の順序効果 γ を $(\tau\pi)$ でおき替えたものが,モデル MM2 である.つまりモデル MM1 と MM2 は,同一のモデルに他ならない.
- モデル MM3 の持ち越し効果 λ を $(\tau\pi)$ でおき替えたものが,モデル MM4 である.つまりモデル MM3 と MM4 は,同一のモデルである.
- モデル MM2 とモデル MM4 は,制約条件が違うが,注 6.1 で示したよう

に,一方の制約条件の下での推定値は,他方の制約条件の下での推定値から導かれるという代数的関係があり,モデル MM2 と MM4 は,本質的に同一モデルである.

つまり,モデル MM1, MM2, MM3 は,順序効果,交互作用,持ち越し効果を考慮するモデルとして設定したが,パラメータの推定が可能でない.このため,パラメータに制約条件を付けなければばらない.しかし,いったん制約条件を付けてしまえば,これら三つのモデルは一致する.別のいい方では,(7.4) 式の混合モデルにおいて,γ は,順序効果,交互作用,持ち越し効果のいずれかであることを特定できないパラメータである.

表 7.4 制約条件を付けたときモデル MM1〜MM4 で与えられる Y_{ijk} の期待値

			時期	
		モデル	$j=1$	$j=2$
順序	$i=1$	MM1	$\mu-\tau-\pi-\gamma$	$\mu+\tau+\pi-\gamma$
		MM2	$\mu-\tau-\pi-(\tau\pi)$	$\mu+\tau+\pi-(\tau\pi)$
		MM3	$\mu-\tau-\pi$	$\mu+\tau+\pi-\lambda$
		MM4	$\mu-\tau-\pi$	$\mu+\tau+\pi-(\tau\pi)$
	$i=2$	MM1	$\mu+\tau-\pi+\gamma$	$\mu-\tau+\pi+\gamma$
		MM2	$\mu+\tau-\pi+(\tau\pi)$	$\mu-\tau+\pi+(\tau\pi)$
		MM3	$\mu+\tau-\pi$	$\mu-\tau+\pi+\lambda$
		MM4	$\mu+\tau-\pi$	$\mu-\tau+\pi+(\tau\pi)$

7.5 症例数の設定

TOST による薬剤 T と R の同等性検定に対する症例数設定について考える.薬剤 T と R の効果の差を $\theta = \mu_T - \mu_R$ として,2 群の症例数が等しいとする.すなわち $n_1 = n_2$ として $n = n_1 + n_2$ とおく.このとき,(7.8) 式より,θ の推定量 $\widehat{\theta}$ の分散は

$$V\left(\widehat{\theta}\right) = \frac{2\sigma_\varepsilon^2}{4}\left(\frac{1}{n_1}+\frac{1}{n_2}\right) = \frac{2\sigma_\varepsilon^2}{n}$$

で与えられる.また,TOST は,次の 2 セットの仮説 (H_1, K_1) と (H_2, K_2)

$$H_1 : \theta \leq -\Delta, \qquad K_1 : \theta > -\Delta$$
$$H_2 : \theta \geq \Delta, \qquad K_2 : \theta < \Delta$$

に対して，帰無仮説 H_1 を

$$T_L = \frac{\widehat{\theta} + \Delta}{\widehat{\sigma}_\varepsilon \sqrt{2/n}} > t(1-\alpha, r) \qquad (r = n_1 + n_2 - 2)$$

のとき棄却し，かつ帰無仮説 H_2 を

$$T_U = \frac{\widehat{\theta} - \Delta}{\widehat{\sigma}_\varepsilon \sqrt{2/n}} < -t(1-\alpha, r) \qquad (r = n_1 + n_2 - 2)$$

で棄却するとき，同等性の対立仮説 $-\Delta < \theta < \Delta$ を採択するから，検出力は

$$\beta_0 = P\left[T_L > t(1-\alpha, r) \quad かつ \quad T_U < -t(1-\alpha, r)\right]$$

で与えられる．この検出力は，同等性の対立仮説の下で，(T_L, T_U) は非心パラメータがそれぞれ

$$\delta_L = \frac{\theta + \Delta}{\sigma_\varepsilon \sqrt{2/n}} \quad と \quad \delta_U = \frac{\theta - \Delta}{\sigma_\varepsilon \sqrt{2/n}}$$

の2次元非心 t 分布にしたがうことが知られているので，この事実を利用して求めることができる．

検定に必要な症例数 n を求めるには，まず有意水準 α と検出力を適当な値に指定する．次に α と n を決め $t(1-\alpha, r)$ を求める．さらに，非心パラメータ δ_L と δ_U を計算し，検出力 β_0 を求める．β_0 の値が，あらかじめ指定しておいた検出力より小さければ，n を増やしてこの手順をくり返す．また，大きければ n を減らして，この手順をくり返す．

7.6　SAS Proc Mixed を使ったデータ解析

SAS を用いた解析プログラムを示す．

data cmax0;
input id sequence$ y1 y2;

```
datalines;
1   RT    211     418
.   .     .       .
.   .     .       .
10  TR    317     302
;
run;
data cmax1;
set cmax0;
period='B1'; cmax=y1;output;
period='B2'; cmax=y2;output;
run;
data cmax;
set cmax1;
if (sequence='RT' and period='B1') then do; Rx='R'; t=1   p=-1; i=1; c=0;  end;
if (sequence='RT' and period='B2') then do; Rx='T'; t=-1; p=1;  i=1; c=-1; end;
if (sequence='TR' and period='B1') then do; Rx='T'; t=-1; p=-1; i=-1; c=0;  end;
if (sequence='TR' and period='B2') then do; Rx='R'; t=1;  p=1;  i=-1; c=1; end;
keep id sequence period Rx cmax cmax t p i c;
run;
/* モデル式(7.4)に対応するプログラム */
proc mixed data=cmax;
class id sequence period Rx;
model cmax=sequence period Rx /noint solution;   {nointで切片を入れない}
random id;                                        { 被験者のランダム効
```

果 $\xi_{k(i)}$ を指定 }
estimate 'T-R' Rx -1 1 /cl alpha=0.1;   {$\alpha = 0.05$ の時の $(1-2\alpha)\%$ 信頼区間を出す }
run;
/*モデル1（順序効果モデル）＝モデル2（交互作用モデル）*/
proc mixed data=cmax;
class id;
model cmax=t p i1/solution;
random id;
run;
/*モデル3（持ち越し効果モデル）＝モデル4（交互作用モデル：別のパラメーター化）*/
proc mixed data=cmax;
class id;
model cmax=t p c/solution;
random id;
run;

参考文献

Crowder, M.J and Hand, D.J. (1990): *Analysis of Repeated Measures.* Chapman and Hall, New York.

Dunn G. (1989): *Design and Analysis of Reliability Studies.* Edward Arnold, London.

Hauschke D, Steinijans V, Pigeot I. (2007): *Bioequivalence Sudies in Drug Development: Methods and Applications.* Wiley, New York.

Hills, M. and Armitage P. (1979): The two-period cross-over clinical trials. *British Journal of Clinical Pharmacology*, **8**, pp.7–20.

McCulloch C.E., Searle S.R. (2001): *Generalized, Linear, and Mixed Models.* John Wiley & Sons, New York.

Steinijans V.W, Sauter R, Jonkman J.H.G, Schulz H.U, Stricker H, Blume H. (1989): Bioequivalence stdies: single vs multiple dose. *International Journal of Clinical Pharmacology, Therapy and Toxicology*, **27**, 5, pp.261–266.

竹内啓 監修/高橋行雄,大橋靖雄,芳賀敏郎 (1998):『SAS による実験データの解析』,東京大学出版会 (p.135).

Patterson S, Jones B. (2006): *Bioequivalence and Statistics in Clinical Pharmacology*, Chapman & Hall/CRC, New York.

Piantadosi S. (1997): *Clinical Trials: A Methodologic Perspective* (Chapter 16, pp.406–407), Wiley, New York.

第8章 くり返し測定データ

8.1 くり返し測定データとは

　医学研究においては，関心のある評価項目が，経時的にくり返し評価されることが，しばしば行われる．そのようなデータは**くり返し測定データ**，あるいは**経時測定データ**などとよばれる．図8.1は，福岡県内のある病院で出産した産後早期の母親に対して新生児行動評価とよばれる介入が，産後うつ病予防に効果があるかを検討した研究から得られたMAIスコアの，介入群50例（図8.1A）と非介入群50例（図8.1B）の経時推移を示したグラフである．各被験者に対して，入院時，出産一週間後，出産一ヶ月後の3時点でMAIスコアが評価されている．MAIスコアは，被験者への質問に対する回答を点数化したもので，105点満点であり，点数が高いほどうつ傾向が低いとされる．線で結ばれた点は，同一母親のMAIスコアを示している．この図から，介入前にMAIスコアが高い母親は，高い値で推移し，逆に，介入前のスコアが低い母親は，低い値で推移する傾向にあることが見て取れる．つまり，同一母親から得られた異なる測定時点のMAIスコアは，互いに正の相関を持っていることが示唆される．

　異なる測定時点で正の相関をもつデータは，相関をもたないデータと比べて統計解析の結果にどのような影響を与えるのであろうか．簡単なモデルを通じて，この影響を見てみよう．いま，10人の被験者に対し，時点1および時点2で，2回の評価を行ったとする．2回の測定は同一のものをくり返し評価しているとする．このとき，測定値は測定誤差だけの影響しか受けないことから妥当なモデルとして，次のモデルが考えられる．

$$X_{it} = \mu + \epsilon_{it}$$

ここで，X_{it} は i 番目 (i=1,2,...,10) の被験者の時点 t ($t=1,2$) での評価項目の測定値を表す確率変数とし，ϵ_{it} は $E(\epsilon_{it})=0, V(\epsilon_{it})=\sigma^2$ を満たす誤差である．X_{i1} と X_{i2} の間には相関があるとし，$\mathrm{Cov}(X_{i1},X_{i2})=\rho$ とおいておく．μ の妥当な推定値は，

$$\text{標本平均}: \hat{\mu} = \frac{1}{20}\sum_{i=1}^{10}\sum_{t=1,2} X_{it}$$

である．実際，X_{i1} と X_{i2} の間に相関があっても，$\hat{\mu}$ は μ の不偏推定量である．

他方，$\hat{\mu}$ の分散は，次のように算出される．

$$\begin{aligned}
V(\hat{\mu}) &= \frac{1}{20^2}\sum_{i=1}^{10}\Big(V(X_{i1}+X_{i2})\Big) \\
&= \frac{1}{20^2}\sum_{i=1}^{10}\Big\{V(X_{i1})+V(X_{i2})+2\mathrm{Cov}(X_{i1},X_{i2})\Big\} \\
&= \frac{1}{20^2}\times 10(2\sigma^2+2\rho) = \frac{1}{20}(\sigma^2+\rho).
\end{aligned}$$

仮に，X_{i1} と X_{i2} の間には相関がないとすると，$\rho=0$ であるから，$\hat{\mu}$ の分散は

$$V(\hat{\mu}) = \sigma^2/20$$

である．前者と比較すると，$\rho>0$ のときは分散が $\rho/20$ だけ小さい（$\rho<0$ のときは大きい）．つまり，$\rho>0$ であるようなくり返し測定データの場合には，相関を無視すると，推定量の分散が小さくなる．推定量の分散の平方根が標準誤差 (SE) であって，SE は検定統計量の分母にくるから，SE が過小評価されると検定統計量が過大評価され実際には有意でないにも関わらず，相関を無視して解析すれば有意と判定されやすくなる．

くり返し測定データには，次のような問題も生じる．臨床試験などの医学研究においては，測定時期は試験計画書などで規定され，すべての被験者の評価項目を同一の時点で評価することが計画されている．しかしながら，現実

には有害事象の発現や，治療効果不十分などの理由で，試験の継続が困難になったり(脱落)，あるいは計画どおりの評価時点での測定が困難となる被験者が出てくる．いわゆる，**欠測データ**の問題である．くり返し測定データの解析を行う場合には，解析結果への欠測データの影響も考慮する必要がある．

本章では，くり返し測定データの解析法として広く用いられている混合モデルに基づく最尤法による方法と，周辺モデルに基づく推定方程式による方法を紹介する．

8.2 線形混合モデル

8.2.1 線形混合モデルの考え方

混合モデルは，前章で cross-over 試験データの解析にすでに適用したが，線形混合モデルについて理解を深めるため，改めて本節の冒頭にとり上げた産後うつ病予防に関する介入研究を再度とり上げて，線形混合モデルの基礎を考える．

まず，介入群50例のデータに当てはめるモデルとして

$$Y_{it} = \mu + \beta \times t + \epsilon_{it}$$

を考える．ただし，$\epsilon_{it}, i = 1, 2, \ldots, 50; t = 0, 7, 28$，は互いに独立で $E(\epsilon_{it}) = 0$ を満たす確率変数（誤差）とする．ただし，$t = 0$ は入院時，$t = 7$ は出産1週間後，$t = 28$ は出産1ヶ月後を表す．Y_{it} の期待値は

$$E(Y_{it}) = \mu + \beta \times t$$

である．50例のデータから推定したこの期待値を図8.2に示した．図中の太線である．MAI スコアの平均的な経時推移を表している．

図8.2には，説明のために50例の中から3例を取り出し，この3例の経時推移も描いてある．図中の細い実線である．太い実線（平均的経時推移）と細い実線を比べてみよう．細い実践は，3時点 $t = 0, 7, 28$ のいずれにおいて

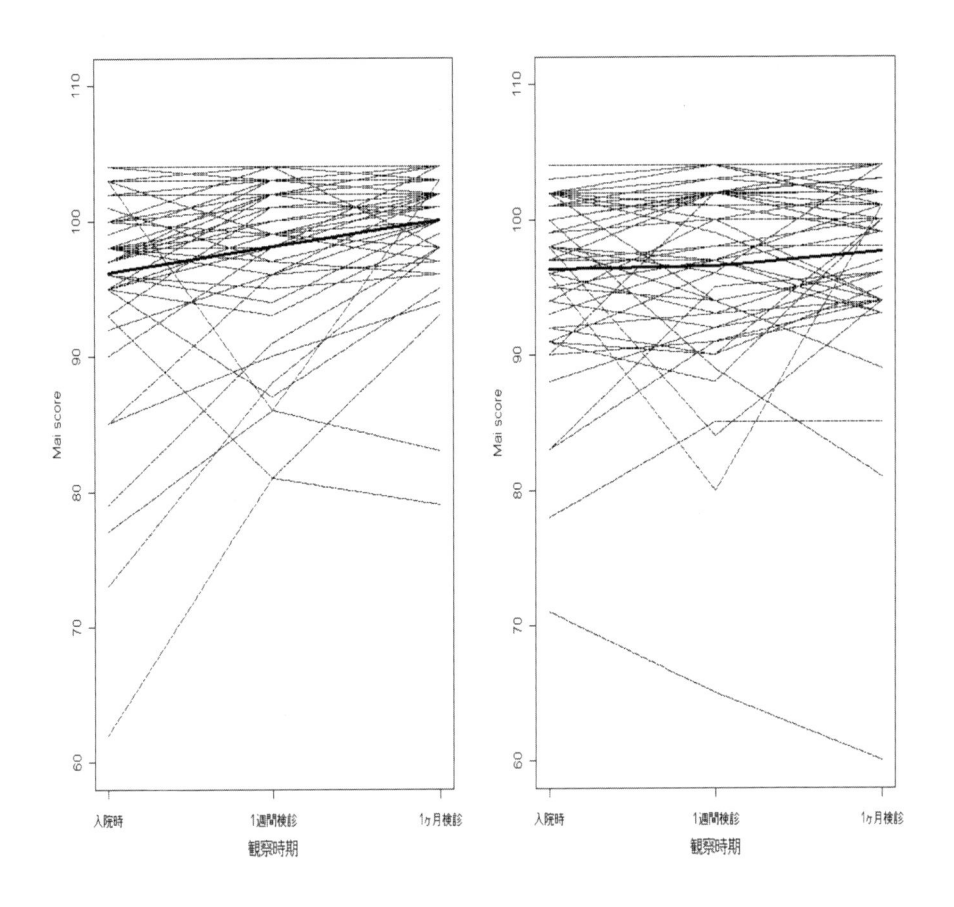

図 8.1 MAI の経時推移:対照群

も，太い実線の上側か下側に位置している．太い実線の上側にきたものが，下側に行きにくいという傾向から，時点間の MAI スコアに相関があることが示唆される．図 8.2 には，この 3 例について個人ごとの平均的経時推移も描いてある．図中の点線である．この 3 本の点線は，切片だけが異なるだけで傾きはほぼ共通しており，互いにほぼ平行である．これらの観察結果は，3 例

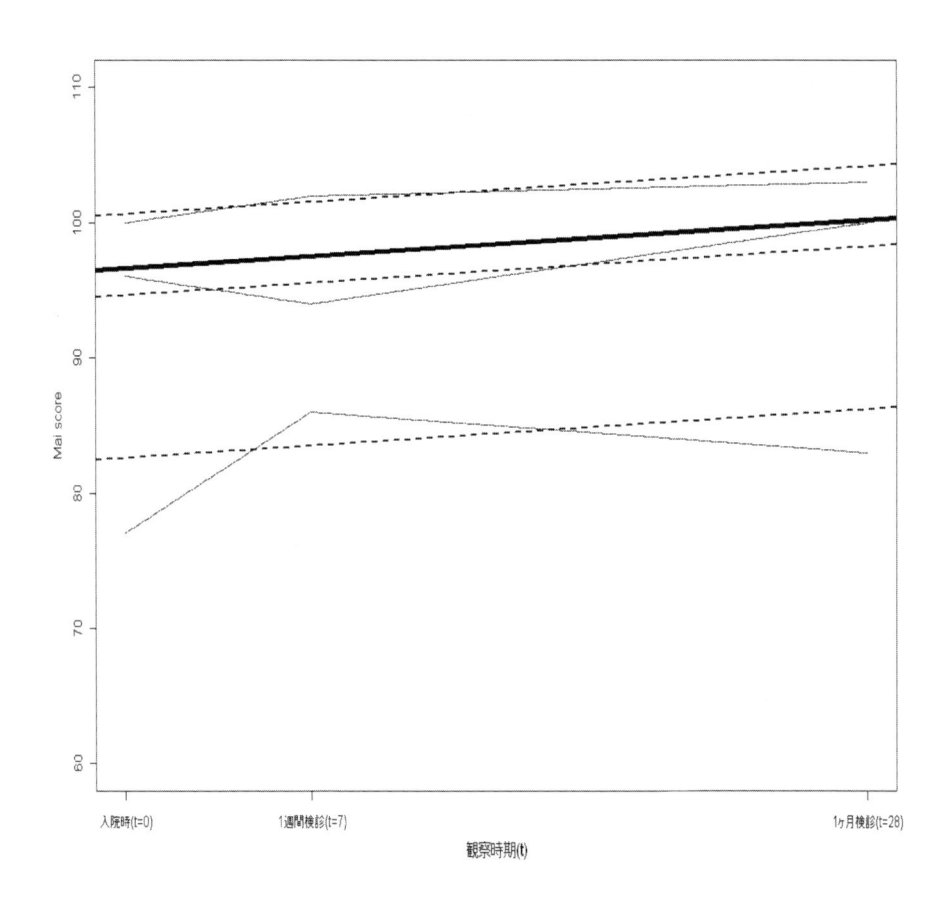

図 8.2 MAI の経時推移:試験群

から得られたにすぎないが，図 8.1 を見ると，多くの被験者でこの傾向が見られることが分かる．これらの，観察結果をモデルに取り込むため，次に個人ごとに切片が異なるモデル

$$Y_{it} = \mu_i + \beta \times t + \epsilon_{it} \tag{8.1}$$

を考えよう．図 8.2 を見ると，被験者ごとのデータは被験者ごとの平均的経時

推移直線の上下に分散しており, ϵ_{it} は無相関と考えてもそれほど不自然ではない. ところが, このモデルは被験者数以上の未知パラメータ μ_i ($i = 1, \ldots, 50$) と β が含まれており, パラメータの推定ができない. そのため, μ_i を平均が μ である確率変数とみなす. このとき, μ_i は, 平均 0 の確率変数 a_i により, $\mu_i = \mu + a_i$ と表すことができるから, (8.1) 式の代わりに

$$Y_{it} = \mu + a_i + \beta t + \epsilon_{it} \tag{8.2}$$

を考える. a_i と ϵ_{it} については, 互いに独立とし, $a_i \sim N(0, \tau^2)$ および $\epsilon_{it} \sim N(0, \sigma^2)$ といった仮定をおいておく. μ_i を $N(\mu, \tau^2)$ に従う確率変数ととらえることによって推定すべきパラメータを $\mu, \beta, \tau^2, \sigma^2$ と少なくしているのがこのモデルのポイントである. (8.2) 式は, 回帰係数が未知パラメータ μ, β と確率変数 a_i の混合からなっていることから, **線形混合モデル**とよばれる. μ, β のようにパラメータと見なす回帰係数は**固定効果**とよばれ, a_i のように確率変数と見なす場合には**変量効果**とよばれる.

上では, 各被験者の測定値は時点間で相関があるという観察も行っておいた. 線形混合モデルを, 個体差を表すパラメータの推定可能性という観点から導いたが, その副産物として, このモデルは時点間の相関も考慮されている. その様子を見るため, Y_{i1} と Y_{i2} の相関を計算してみよう.

$$V(Y_{it}) = V(a_i) + V(\epsilon_{it}) = \tau^2 + \sigma^2$$
$$\mathrm{Cov}(Y_{i1}, Y_{i2}) = \mathrm{Cov}(a_i + \epsilon_{i1}, a_i + \epsilon_{i2}) = V(a_i) = \tau^2$$

よって, Y_{i1} と Y_{i2} の相関は. 次式で与えれる.

$$\rho(Y_{i1}, Y_{i2}) = \frac{\tau^2}{\tau^2 + \sigma^2}.$$

(8.2) 式で与えられたモデルをさらに拡張して, β が個人ごとに異なるモデルも考えることができる. つまり, β を平均 β_0 をもつ確率変数と考え, 平均 0 をもつ確率変数 b_i に対して $\beta = \beta_0 + b_i$ と書き表した, 次のモデルを考えるのである.

$$Y_{it} = \mu + a_i + (\beta_0 + b_i)t + \epsilon_{it} \tag{8.3}$$

ここで，(a_i, b_i) と ϵ_{it} は互いに独立とし，$\epsilon_{it} \sim N(0, \sigma^2)$ とする．また，(a_i, b_i) は2変量正規分布 $N_2(0, \Sigma_1)$ に従うとし，

$$\Sigma_1 = \begin{pmatrix} \tau_a^2 & \tau_{ab} \\ \tau_{ab} & \tau_b^2 \end{pmatrix}$$

という仮定がおかれることが多い．τ_{ab} は a_i と b_i の共分散であり，各被験者の切片と傾きの関連性の強さを示すパラメータである．もしも，この関連がないと考えられるのであれば，$\tau_{ab} = 0$ としてパラメータ数を減らしたモデルを考えておけばよい．

8.2.2 線形混合モデルの一般的な定義

線形混合モデルの一般的な定義を与えよう．被験者数を n 人とし，簡単のために，各被験者から最大3回の測定を行うこととし，測定の行われる時点を $t = 1, 2, 3$ とし，全被験者から3回の測定が行われているものとする．例えば，上の例では $t = 1$ は $t = 0$, $t = 2$ は $t = 7$, $t = 3$ は $t = 28$ を表すようによみ替えておけばよい．i 番目の被験者の時点 t での測定値を Y_{it} とし，X_{it} および Z_{it} は，時点 t での被験者 i の共変量などからなる説明変数を表す，それぞれ p 次元，q 次元のベクトルとする．以下の議論では X_{it} および Z_{it} は，観測された値をあらかじめ与えられた値と条件付けて考える．つまり，確率変数とはみなさないことにする．線形混合モデルの一般型として，次のモデルを考える．

$$Y_{it} = X_{it}^T \beta + Z_{it}^T b_i + \epsilon_{it} \tag{8.4}$$

ここで，β は p 次元ベクトルパラメータ，b_i は

$$\epsilon_i = \begin{pmatrix} \epsilon_{i1} \\ \epsilon_{i2} \\ \epsilon_{i3} \end{pmatrix}$$

とおくとき

$$\begin{pmatrix} b_i \\ \epsilon_i \end{pmatrix} \sim N(0, \Sigma),$$

を満たす q 次元確率変数である．ここで

$$\Sigma = \begin{pmatrix} \Sigma_b & 0 \\ 0 & \Sigma_\epsilon \end{pmatrix}. \tag{8.5}$$

このモデルを改めて**線形混合モデル**とよび，β を**固定効果**，b_i を**変量効果**とよぶ．ここで，(8.5) 式の Σ は非対角の部分が零行列になっている．これは，b_i と $\{\epsilon_{it} : t = 1, 2, 3\}$ が互いに独立と仮定されていることを意味する．なお，対角の部分の行列 Σ_b と Σ_ϵ は，いずれも対角行列でなくてもよい．

行列を用いて，(8.4) 式をコンパクトに表すことにする．i 番目の被験者の測定値を縦に並べたベクトルを y_i と書く．すなわち

$$y_i = \begin{pmatrix} y_{i1} \\ y_{i2} \\ y_{i3} \end{pmatrix}.$$

また，

$$X_i = \begin{pmatrix} X_{i1} & X_{i2} & X_{i3} \end{pmatrix}, \qquad Z_i = \begin{pmatrix} Z_{i1} & Z_{i2} & Z_{i3} \end{pmatrix}$$

とおく．X_i, Z_i は，それぞれ $p \times 3$，$q \times 3$ 行列である．このとき (8.4) 式は，次のように表される．

$$y_i = X_i^T \beta + Z_i^T b_i + \epsilon_i. \tag{8.6}$$

b_i と ϵ_i は，上述の仮定を満たす確率変数である．つまり

$$\begin{pmatrix} b_i \\ \epsilon_i \end{pmatrix} \sim N(0, \Sigma)$$

$$\Sigma = \begin{pmatrix} \Sigma_b & 0 \\ 0 & \Sigma_\epsilon \end{pmatrix}. \tag{8.7}$$

8.2.3　β の推定と検定

(8.6) 式より，b_i を与えたときの y_i の条件付き分布は，平均 $X_i^T\beta + Z_i^T b_i$，分散 Σ_ϵ の正規分布にしたがう．すなわち

$$Y_i | b_i \sim N(X_i^T\beta + Z_i^T b_i, \Sigma_\epsilon). \tag{8.8}$$

したがって，もし b_i が観測可能なら，その観測値を与えられた定数とみなして（条件付けして），Y_i の条件付き分布から尤度関数を構成して未知パラメータの最尤推定量を導き β の推定，検定ができる．しかしながら，b_i は観測できないからこの条件付き分布を具体的に定めることができず，β の推定，検定はできない．

見方を変えて (8.6) 式において

$$\tilde{\epsilon}_i = Z_i^T b_i + \epsilon_i$$

とおき，$\tilde{\epsilon}_i$ を改めて誤差項と見てみよう．(X_i, Z_i) は与えられた定数と考えているから，y_i の分布は正規分布，すなわち

$$Y_i \sim N(X_i^T\beta, Z_i^T \Sigma_b Z_i + \Sigma_\epsilon) \tag{8.9}$$

である．ここで，この分布は b_i で条件付けていない点に注意が必要である．線形混合モデルは，b_i を与えたという条件の下での Y_i の条件付き分布に対して (8.6) 式右辺のようなモデル化を行っているのであるが，それを（b_i を無視して）Y_i の周辺分布に対して正規分布を誤差項とするモデル化を行っていると見直すのである．そうすることによって，尤度関数が構成できて，β と $Z_i^T \Sigma_b Z_i + \Sigma_\epsilon$ の最尤推定量を求めることができる[1]．このことは何でもない

---

[1] 実際には，最尤法を修正した制限付き最尤法とよばれる方法が広く用いられている．その詳細を述べることは本書の範囲を逸脱するので，関心のある読者は Fitzmaurice, et al. (2004) などを参照されたい．

ことのように思われるかもしれないが，誤差項が正規分布に従っていることに強く依存している．実際，二項分布に従う場合にはこのことは成立せず，b_i を与えたときの条件付き分布に対するモデリングと，周辺分布に対するモデリングは本質的に異なってくる．

(8.8) 式と (8.9) 式の間の関係の簡単な例を 1 つ与えておく．

例 8.1 (8.2) 式を書き下すと

$$y_{i1} = \alpha + \beta \times 1 + a_i + \epsilon_{i1}$$
$$y_{i2} = \alpha + \beta \times 2 + a_i + \epsilon_{i2}$$
$$y_{i3} = \alpha + \beta \times 3 + a_i + \epsilon_{i3}$$

であるから，(8.2) 式は

$$y_i = \begin{pmatrix} y_{i1} \\ y_{i2} \\ y_{i3} \end{pmatrix} = \begin{pmatrix} 1 & 1 \\ 1 & 2 \\ 1 & 3 \end{pmatrix} \begin{pmatrix} \alpha \\ \beta \end{pmatrix} + \begin{pmatrix} 1 \\ 1 \\ 1 \end{pmatrix} \begin{pmatrix} a_i \end{pmatrix} + \begin{pmatrix} \epsilon_1 \\ \epsilon_2 \\ \epsilon_3 \end{pmatrix}.$$

と表すことができる．よって

$$X_i^T = \begin{pmatrix} 1 & 1 \\ 1 & 2 \\ 1 & 3 \end{pmatrix}, \quad Z_i^T = \begin{pmatrix} 1 \\ 1 \\ 1 \end{pmatrix}, \quad \epsilon_i = \begin{pmatrix} \epsilon_1 \\ \epsilon_2 \\ \epsilon_3 \end{pmatrix}$$

とおくと，(8.2) 式は (8.6) 式の一般型で表される．さらに，仮定より

$$V(a_i) = \tau^2, \quad V(\epsilon_i) = \sigma_\epsilon^2 \begin{pmatrix} 1 & 0 & 0 \\ 0 & 1 & 0 \\ 0 & 0 & 1 \end{pmatrix}$$

である．よって，$\tilde{\epsilon}_i = Z_i^T a_i + \epsilon_i$ の分散は，次の様に得られる．

$$V(\tilde{\epsilon}_i) = \tau^2 \begin{pmatrix} 1 & 1 & 1 \\ 1 & 1 & 1 \\ 1 & 1 & 1 \end{pmatrix} + \sigma_\epsilon^2 \begin{pmatrix} 1 & 0 & 0 \\ 0 & 1 & 0 \\ 0 & 0 & 1 \end{pmatrix}$$

$$= (\tau^2 + \sigma_\epsilon^2) \begin{pmatrix} 1 & \rho & \rho \\ \rho & 1 & \rho \\ \rho & \rho & 1 \end{pmatrix},$$

ただし，$\rho = \tau^2/(\tau^2 + \sigma_\epsilon^2)$ である．したがって，Y_i の周辺分布は平均ベクトル $X_i^T \beta$，上に与えられた $V(\tilde{\epsilon}_i)$ を分散共分散行列としてもつ多変量正規分布にしたがう．後述するように，この分散共分散行列は，後述する複合対称型 (compound symmetry) をしている．

上の例で，(8.8) 式において切片を変量効果として導入することと，(8.9) 式において $\hat{\epsilon}_i$ の分散共分散行列に複合対称型行列を仮定することとが対応することが示された．さらに以下のような構造を $\hat{\epsilon}_i$ の分散共分散行列に仮定すれば，切片を変量効果としてもつモデル以外の一般の従属関係を考慮することもできる．

- 無相関型 (independence)

$$V(\tilde{\epsilon}_i) = \sigma^2 \begin{pmatrix} 1 & 0 & 0 \\ 0 & 1 & 0 \\ 0 & 0 & 1 \end{pmatrix}$$

- 複合対称型 (compound symmetry)，または交換可能型 (exchangeable)

$$V(\tilde{\epsilon}_i) = \sigma^2 \begin{pmatrix} 1 & \rho & \rho \\ \rho & 1 & \rho \\ \rho & \rho & 1 \end{pmatrix}$$

- AR(1) 型

$$V(\tilde{\epsilon}_i) = \sigma^2 \begin{pmatrix} 1 & \rho & \rho^2 \\ \rho & 1 & \rho \\ \rho^2 & \rho & 1 \end{pmatrix}$$

- 無構造型 (unstructured)

$$V(\tilde{\epsilon}_i) = \begin{pmatrix} \sigma_{11} & \sigma_{12} & \sigma_{13} \\ \sigma_{21} & \sigma_{22} & \sigma_{23} \\ \sigma_{31} & \sigma_{32} & \sigma_{33} \end{pmatrix},$$

無構造型は，二時点間の相関が，どの時点の取り方をしても全て異なることを仮定したものであり，最も一般的なものといえるが，推定すべきパラメータ数が最も多い．推定するパラメータ数が多いほど，肝心の β に対する推定・検定の精度や検出力が低下することに留意する必要がある．これに対して，AR(1) や複合対称型は，相関に何らかの関係を仮定したものであり，パラメータ数を減らすことができる利点がある．AR(1) とは 1 次の自己回帰過程 (Autoregressive process) とよばれる，時系列解析の分野でよく用いられる確率過程のことであり，

$$\epsilon_{it} = \rho \epsilon_{i(t-1)} + e_{it}$$

を満たしていることを意味する．ただし，e_{it} は，$\{\epsilon_{it} : t = 1, 2, 3\}$ と独立であり，$V(e_{it}) = \sigma_\epsilon$ であり，$\{e_{it} : t = 1, 2, 3\}$ は互いに独立であるとする．

8.2.4 線形混合モデルによる解析例

線形混合モデルによる解析例を示す．解析するデータは，前節で説明した産後早期の母親に対する新生児行動評価とよばれる介入が産後うつ病予防に効果があるかを調べた研究から得られたデータである．この研究では，入院中（出産前），（出産後）1 週間健診時，（出産後）1 ヶ月検診時の 3 時点で MAI スコアを求め，介入効果を見ることが研究の目的とされた．併せて，被験者が初産であるか否か，出産後の帰省先が実家と自宅，が MAI スコアにどのような影響を与えるかを評価することも副次的な目的とされた．

表 8.1 に，4 例分のデータを示した．表に見られる様に，解析には各被験者のデータがくり返しの数だけ縦に積まれたレイアウトで作成されたデータシートを用意する．表の第 1 行に書かれた変数名（コード）は，次のとおりである．「group」は，介入群と非介入群を表す．データシートには，介入群，非介入群と文字データで記録されている．「age」は年齢，「syukketu」は出産

時の出血量，「kiseisaki」は出産後の帰省先が実家か，自宅かを表す変数である．「shokeiyn」は被験者が初産であるか否かを表す変数である．データシートには，初産であれば yes，そうでなければ no と記録されている．「t」は，評価時点を表す変数である．入院中は $t=0$，1週間健診は $t=7$，1ヵ月健診は $t=28$ と記録されている．「mai」は，MAI スコアである．MAI スコアは，105 点満点であり，高いほどうつ傾向が低いとされる．最後の列の「epds」は，エディンバラ産後うつ病自己調査票 EPDS という「mai」とは異なる評価法によるスコアが記録されている．EPDS は産後うつ病の検出を向上させるためのスクリーニング・テストとして考案された 10 項目からなる自己調査票であり，得点が高いほどうつ傾向が強いと考えられる．特に，EPDS が 9 点以上の場合がうつ状態であると考えられている．最後の列の「epds9」は，EPDS が 9 点以上の場合 1，そうでない場合は 0 と二値化されたデータである．

説明を簡単にするため以下では「age」，「syukketu」，「epds」，「epds9」は無視して「group」，「kiseisaki」，「period」，「shokeiyn」だけを取り上げ，これらの変数を説明変数，MAI スコアを目的変数とする線形混合モデルによるデータの解析について解説する．

まず本研究では，「入院中」は出産前にとられたベースライン値であり，介入群においても介入は行われていない．変数「group」では，介入群か，非介入群しか区別できないので，介入の効果を評価するためには介入を表す新たな変数を導入する必要があることに注意が必要である．この変数を $group3$ とする．すなわち，入院中は介入群も対照群も group3=0，1週間健診時および 1ヵ月健診時では，介入群では group3=1，対照群では group3=0 とする．

8.2.5 切片を変量効果とするモデルによる解析

切片をランダムとした，次の線形混合モデルを当てはめて解析する．このモデルは，(8.2) 式に対応するモデルである．

$$\text{Model 1}: \quad mai_{it} = \mu + a_i + \beta_1 \times group3_i + \beta_2 \times t + \beta_3 \times shokeiyn_i + \beta_4 \times kiseisaki_i + \epsilon_{it}$$

表 8.1 MAI 試験データのレイアウト (4 例分)

id	group	age	syukketu	kiseisaki	shokeiyn	period	mai	epds
1	介入群	24	460	実家	yes	入院中	96	6
1	介入群	24	460	実家	yes	1週間健診	94	11
1	介入群	24	460	実家	yes	1ヵ月健診	100	8
2	介入群	26	150	自宅	no	入院中	98	3
2	介入群	26	150	自宅	no	1週間健診	96	3
2	介入群	26	150	自宅	no	1ヵ月健診	97	2
3	介入群	35	230	自宅	no	入院中	100	2
3	介入群	35	230	自宅	no	1週間健診	102	3
3	介入群	35	230	自宅	no	1ヵ月健診	103	2
4	介入群	24	535	実家	yes	入院中	92	6
4	介入群	24	535	実家	yes	1週間健診	96	3
4	介入群	24	535	実家	yes	1ヵ月健診	102	3

R のプログラムコード フリー統計ソフト R による統計解析を示す．R のプログラムコードは例えば以下のようにするとよい．ただし，左端の [P1] などは，説明用に付した行番号であり，実際の R プログラムには不要な部分である．

```
[P1]    # データの読み込み
[P2]    attach(data)
[P3]    # library の読み込み
[P4]    library(nlme)
[P5]    # group3 の作成
[P6]    data$group2[data$group=="介入群"]<-1
[P7]    data$group2[data$group=="対照群"]<-0
[P8]    data$group3<-data$group2
[P9]    data$group3[data$period=="入院中"]<-0
[P10]   \# grouped データへの変換
[P11]   data12<-as.data.frame(data)
[P12]   data13<-groupedData(mai~group3|id,data=data12)
[P13]   #---Random intercept model-----
```

[P14]　lme1<-lme(mai~group3+t+factor(shokeiyn)+factor(kiseisaki),
　　　　random=~1|id,data=data13)
[P15]　summary(lme1)

　プログラムの説明を与える．[P2] は，データを読み込む部分である．[P4] は，library の読み込みである．データ解析に使用するするのは R 関数 lme である．この関数は，$nlme$ という R パッケージに含まれており，あらかじめパッケージを読み込む必要がある．それを行っているのが [P4] である．[P6]～[P9] は，介入を示す変数 $group3$ を作成している．[P11], [P12] は，線形混合モデル解析のための R 関数 lme を当てはめるために，grouped データという形式に変更している部分である．[P14] は，lme を当てはめている部分である．$mai\ group3+t+factor(shokeiyn)+factor(kiseisaki)$ の部分が固定効果のモデルを記述する部分であり，$factor(.)$ は，文字型の変数からダミー変数を作成している．また，$random=\ 1|id$ が変量効果を設定している部分であり，$1|id$ は id をクラスタとみなし，切片を固定効果と見なしていることに相当する．つまり，同一の被験者が同じ切片をもつランダム変数を共有していることを表す．[P15] は，$lme1$ を当てはめて解析した結果の要約を作成する部分である．

計算結果　プリントアウトされた計算結果の一部を以下に示す．

```
Linear mixed-effects model fit by REML
 Data: data13
        AIC      BIC    logLik
     1870.21  1896.00  -928.11

Random effects:
 Formula:   1 | id
        (Intercept) Residual
StdDev:    5.51       3.95

Fixed effects: mai group3 + t + factor(shokeiyn) + factor(kiseisaki)
                    Value  Std.Error  DF  t-value  p-value
(Intercept)         96.15    1.00    197  96.12    0.000
```

group3	1.79	0.72	197	2.48	0.014
t	0.06	0.02	197	2.91	0.004
factor(shokeiyn)yes	-3.30	1.32	97	-2.51	0.014
factor(kiseisaki)実家	2.98	1.33	97	2.25	0.027

解析結果 介入効果は $group3$ の係数 β_2 で表される．解析の結果，β_2 の推定値は 1.79 ($s.e = 0.72$) であった．また，帰無仮説 $H:\beta_2 = 0$ に対立仮説 $K:\beta_2 \neq 0$ を対比する検定の p 値は $p = 0.014$ と，5% 有意であった．このことから，新生児行動評価（介入）効果は統計的に有意であり，新生児行動評価（介入）により 1.79 程度 MAI スコアが改善（増加）することが示された．経時時点 t の効果も有意（$p = 0.004$）であり，時間の経過とともに，うつ傾向は改善される傾向があることが示されている．また，$shokeiyn$ と $keseisaki$ も有意であり，初産である方がうつ傾向が高く，出産後実家で過ごすほうがうつになりにくいことが示されている．

8.2.6 切片と回帰係数を変量効果とするモデルによる解析

次に，切片に加えて t に対する回帰係数 β_2 をランダムとした，次のモデルによる解析について解説する．このモデルは，(8.3) 式に対応するモデルである．

$$\text{Model 2}: \quad mai_{it} = \mu + a_i + \beta_1 \times group3_i + (\beta_2 + b_i) \times t + \beta_3 \times shokeiyn_i + \beta_4 \times kiseisaki_i + \epsilon_{it}$$

R のプログラムコード フリー統計ソフト R による統計解析を示す．上のプログラムコード [P1]〜[P15] に，以下の [P16], [P17] を追加する．

```
#---Random slope model----
[P16] lme2<-lme(mai~group3+t+factor(shokeiyn)+factor(kiseisa
      ki),random=~t|id,data=data13)
[P17] summary(lme2)
```

[P16]の，$random = t|id$ が t の回帰係数を変量効果と見なす指定である．

計算結果 上のプログラムを実行した計算結果のプリントアウトは，以下の通りである．

```
Linear mixed-effects model fit by REML
 Data: data13
       AIC      BIC     logLik
     1863.84  1896.99  -922.92

Random effects:
 Formula: t | id
 Structure: General positive-definite, Log-Cholesky parametrization
            StdDev   Corr
(Intercept) 6.37    (Intr)
t           0.13    -0.594
Residual    3.49

Fixed effects: mai group3 + t + factor(shokeiyn) + factor(kiseisaki)
                     Value  Std.Error  DF   t-value  p-value
(Intercept)          96.07   1.02      197   93.92   <0.001
group3                1.73   0.65      197    2.66    0.008
t                     0.06   0.025     197    2.76    0.006
factor(shokeiyn)yes  -3.34   1.28       97   -2.61    0.011
factor(kiseisaki)実家  3.19   1.29       97    2.47    0.015
```

解析結果 固定効果に対する解析結果は Model 1 の場合と同様である．Model 1 と Model 2 に対する AIC および BIC の値が出力されている．AIC は赤池情報量規準とよばれる量であり，BIC はベイズ型情報量規準とよばれる量で，いずれも複数のモデルの中からもっとも適切と考えられるモデルを選択するために用いられ，その値が小さいモデルほど適切であるとされる．計算結果は，Model 1 では AIC=1870.21 であり，Model 2 では AIC=1863.84 であった．このことから，Model 1 よりも Model 2 のほうが適切であると考えられる．つまり，各被験者の時間経過に伴う推移は，被験者ごとに異なると考えるほうが適切であることと解釈される．また，Model 2 における変量効果 a_i と b_i の分散ならびに相関係数が出力されており，相関係数は -0.594 と推定

されている.これは,入院時の値が大きい被験者ほど経時的に MAI スコアの動きを示す直線の傾きが小さい傾向を示している.つまり,入院時にうつ傾向の強い被験者ほど時間経過に伴い,早く回復していく傾向があるということが示唆されている.

8.3 非正規データに対するくり返し測定データの解析

正規分布に従わないくり返し測定データに対する解析法を紹介する.正規分布に従わないデータの場合の解析法として,**一般化線形モデル**による解析がよく知られている.本節では,くり返し測定データを,一般化線形モデルによって解析する方法を解説する.

くり返し測定データを解析する場合,同一被験者から得られたデータ間の相関を適切に取り扱う必要がある.前節で,線形混合モデルは変量効果を条件付けた下での回帰モデル (8.8) と解釈できること,および周辺分布の回帰モデル (8.9) として解釈できることも指摘した.くり返し測定データに対して一般化線形モデルを拡張するときの一つの考え方は (8.8) 式を拡張した,**一般化線形混合モデル**である.もう一つの考え方は,(8.9) 式を拡張した**周辺モデル**とよばれるものであり,そのための推測法は**一般化推定方程式** (generalized estimating equation) とよばれている.線形混合モデルでは,(8.8) 式と (8.9) 式は同一のモデルを表していたが,一般化線形モデルではその性質は成り立たない.そのため,各モデルが何に対してモデリングを行っているかを,きちんと区別して理解する必要があり,また得られたパラメータの解釈も異なってくる.

8.3.1 一般化線形混合モデル

関心のある変数 Y_{it} の評価が 3 時点 $t = 1, 2, 3$ で行われたとする.前節の例では実際の評価時点は 0(入院中),7(1 週間健診),28(1 カ月健診)であったが,ここでは,$t = 1, 2, 3$ と読み替えている.Y_{it} は正規分布に従うとは限らず,二値などの離散データである場合も含めて考える.Y_{i1}, Y_{i2}, Y_{i3} は互いに独立とは限らないが,異なる被験者間のデータは互いに独立,すなわち $Y_{1t}, Y_{2t}, \ldots, Y_{nt}$ は互いに独立であるとする.X_{it} を時点 t での被験者 i の

8.3 非正規データに対するくり返し測定データの解析

p 次元共変量ベクトルとする.

一般化線形混合モデルの定義 b_i を与えたときの Y_{it} の分布が指数型分布族に従い,その条件付き期待値 $E[Y_{it}|b_i]$ が

$$g\{E[Y_{it}|b_i]\} = X_{it}^T\beta + Z_{it}^T b_i \tag{8.10}$$

で表されるモデルを**一般化線形混合モデル**という.ここで,$g(.)$ は**リンク関数**とよばれる既知の単調非減少関数である.b_i はある確率分布に従うものとし,その確率密度関数は,未知パラメータ θ により $h(b_i:\theta)$ と表され,さらに,b_i を与えたもとで,Y_{i1}, Y_{i2}, Y_{i3} は互いに独立であると仮定する.この仮定は,同一の被験者の時点間の関連性が,変量効果 b_i を共有していることによってのみ,もたらされていることを意味するもので後に示すように,統計的推測を進める上で重要となる.指数型分布族の定義は省略するが,正規分布に加えて,二項分布やポアソン分布が代表的な指数型分布族の例である.

上の一般化線形混合モデルについて理解を深めるため,医学で有用な一般化線形混合モデルの具体的な例を考えてみよう.

例 8.3(ロジスティック混合モデル) Y_{it} が 0 と 1 の値をとる二値変数であるとして,切片が被験者ごとに異なる,くり返し測定された二値データに対するロジスティック回帰モデルを考える.

いま,変量効果 a_i が,平均 0, 分散 σ_a^2 の正規分布に従うランダム変数で,a_i が既知であると条件付けたとき $Y_{it} = 1$ の確率 $P(Y_{it} = 1|a_i)$ が,次の関係式で与えられるモデルのことを**ロジスティック混合モデル**という.

$$\log(\frac{P(Y_{it}=1|a_i)}{1-P(Y_{it}=1|a_i)}) = \mu + a_i + \beta \times t. \tag{8.11}$$

(8.11) 式は

$$P(Y_{it}=1|a_i) = \frac{e^{\mu+a_i+\beta\times t}}{1+e^{\mu+a_i+\beta\times t}} \tag{8.12}$$

を意味しており,$Y_{it} = 1$ となる確率の経時的な推移が,被験者ごとに異なる

モデルを表している．ロジスティック混合モデルが，上の一般化混合モデルの形式で表されることを見てみよう．まず，$E(Y_{it}|a_i) = P(Y_{it} = 1|a_i)$ は明らかであるから，

$$g(x) = \frac{x}{1+x} \tag{8.13}$$

とおくと，(8.11) 式の左辺は $g\bigl(E(Y_{it}|a_i)\bigr)$ で表されることが分かる．(8.13) 式で与えられる $g(x)$ を**ロジスティックリンク関数**という．

　ロジスティック混合モデル (8.11) に含まれる未知パラメータ μ, β の推定は，最尤法によって行われる．それには尤度を構成する必要があり，$\{(Y_{i1}, Y_{i2}, Y_{i3}, a_i)\}, i = 1, 2, ..., n$, の観測値がデータとして必要となる．しかしながら，a_i は観測できないので，尤度を構成することができない．そのため，データが得られる (Y_{i1}, Y_{i2}, Y_{i3}) だけを利用して尤度関数を構成しパラメータの推定が行われる．この尤度は，**周辺尤度**とよばれる．周辺尤度関数を構成しよう．a_i を与えたときの Y_{i1}, Y_{i2}, Y_{i3} の条件付き密度関数を $f(y_{i1}, y_{i2}, y_{i3}|a_i)$ とし，Y_{i1}, Y_{i2}, Y_{i3} の周辺確率密度関数を $f(y_{i1}, y_{i2}, y_{i3})$ で表す．このとき，$y_{i1}, y_{i2}, y_{i3}, i = 1, 2, \ldots, n$, が観測されたときの周辺尤度関数は，周辺分布と条件付き分布の関係から次のように表される．

$$\prod_{i=1}^{n} f(y_{i1}, y_{i2}, y_{i3}) = \prod_{i=1}^{n} \int f(y_{i1}, y_{i2}, y_{i3}|a_i) h(a_i : \sigma_a^2) da_i. \tag{8.14}$$

ただし，$h(a_i : \sigma_a^2)$ は $N(0, \sigma_a^2)$ の確率密度関数である．a_i を与えたもとで，Y_{i1}, Y_{i2}, Y_{i3} は互いに独立であると仮定されているから，

$$f(y_{i1}, y_{i2}, y_{i3}|a_i) = \prod_{t=1}^{3} f(y_{it}|a_i)$$

であること，および

$$f(y_{it}|a_i) = P(Y_{it} = 1|a_i)^{y_{it}} \bigl(1 - P(Y_{it} = 1|a_i)\bigr)^{1-y_{it}}$$

で，$P(Y_{it} = 1|a_i)$ は (8.12) 式で与えられていることから，これらの関係式を (8.14) 式に代入すれば周辺尤度関数が具体的に記述できる．したがって，こ

の関数を最大化することで，パラメータを推定することができる．しかしながら，周辺尤度関数 (8.14) の中には a_i による積分が含まれており，最大化を行うには，この積分のあつかいが面倒である．積分の計算は，Gauss-Hermite quadrature とよばれる方法による近似に基づいて行われるが，詳細は本書の範囲を超えるため省略する．

一般に，最尤法を適用するには，Y_{i1}, Y_{i2}, Y_{i3} の同時分布が必要であるが，正規分布以外の分布に対しては，同時分布をどのように定式化すべきかが容易でない．一般化線形混合モデルの特徴は，上のロジスティック混合モデルの場合に見られるように a_i を与えたという条件の下で Y_{i1}, Y_{i2}, Y_{i3} は互いに独立であると仮定することによって，この困難を克服している．変量効果を導入する利点の一つはこの点にあるといえる．

パラメータの推定が最尤法により行われることから，回帰係数の検定の p 値あるいは信頼区間などは，最尤法により導かれる分散推定量に基づいて行うことができる．しかしながら，それが妥当であるには，同時分布の特定が適切であることが必要となる．そのためには，説明変数として取り入れる X_{it} が過不足なく組み込まれている必要があり，また，変量効果 a_i を過不足なく組み入れている必要がある．これらが真の状態から大きく異なる場合には，回帰係数の推定値にバイアスが混入し，適切な解析結果でなくなってしまう．

8.3.2　一般化線形混合モデルによる解析例

本節では，MAI 研究のデータを再び用いて，正規分布に従わない変数に対する一般化線形混合モデルによる解析の例を示す．表 8.1 で与えた MAI 研究データにはエディンバラ産後うつ病自己調査票による評価項目が含まれている．最後から 2 番目の列の「epds」である．EPDS (Edinburgh Postnatal Depression Scale) は産後うつ病の検出を向上させるためのスクリーニング・テストとして考案され，EPDS が 9 点以上の場合がうつ状態であると考えられている．表の最後の列には，「epds」が 9 以上のときに=1, 9 未満のときに=0 をとる二値変数に変換した変数「epds9」が与えてある．「epds9」を目的変数 Y_{it} として，group3（介入・非介入），t（経字時点），shokeiyn（初産

か否か),kiseisaki(自宅か実家か)を説明変数とするロジスティック混合モデルを考え,介入によってうつ状態の割合が減少するか否かを検討する.

R のプログラムコード　R には最尤法により一般化線形混合モデルを当てはめる関数として,$glmML$ がある.ロジスティック混合モデル (8.11) を当てはめるには,前節のプログラムコード [P1]〜[P17] に続けて,次のようにする.

```
[P18] glmm1<-glmmML(epds9~group3+t+factor(shokeiyn)+
      factor(kiseisaki),cluster=id,family=binomial,data=data12)
[P19] summary(glmm1)
```

線形混合モデルのための関数 lme では $random =$ において,変量効果を指定していた.一方,$glmmML$ は,変量効果としては切片しか考えることができず,$cluster = id$ でクラスターを指定すると,各 id ごとに共通の切片をもつランダム変数を有しているとみなす.

計算結果　計算結果のプリントアウトは,次のとおりである.

```
                      coef    se(coef)    z      Pr(>|z|)
(Intercept)          -2.97    1.26      -2.36    0.018
group3               -0.06    0.71      -0.09    0.931
t                    -0.08    0.04      -2.27    0.024
factor(shokeiyn)yes   2.74    1.21       2.26    0.024
factor(kiseisaki)実家 -3.10    1.19      -2.61    0.009

Scale parameter in mixing distribution:   2.429 gaussian
Std. Error:                               1.306

Residual deviance: 164.9 on 293 degrees of freedom    AIC: 176.9
```

解析結果　二値化したエディンバラ産後うつ病自己調査票による評価に対して,$gruop3$ の p 値=0.931 で,有意ではなく,この評価ではうつ状態に対する介入効果は示されなかった.

8.3.3　一般化推定方程式による方法

本節では,**一般化推定方程式** (generalized estimating equation) に基づく

8.3 非正規データに対するくり返し測定データの解析

周辺モデルの推測法を概説する．以下でも，共変量 X_{it} は与えられた既知の値であるという条件の下で考える．

モデル 次のモデルを考える．

$$g\{E[Y_{it}]\} = X_{it}^T \beta \tag{8.15}$$

ここで，$g(.)$ はリンク関数，すなわち既知の単調減少関数である．β は p 次元の回帰係数パラメータであるが，以下では $p=2$ として話を進める．すなわち $\beta = (\beta_1, \beta_2)^T$ とする．このモデルの特徴は，次のとおりである．

1. 変量効果を与えた条件付き分布に関するモデルではなく，モデル (8.9) に対応する Y_{it} の周辺分布に対するモデルであること
2. 周辺分布の分布形の仮定は置いておらず，周辺分布の平均に対するモデルのみを考えていること
3. 同一被験者内の相関に関する仮定をおいていないこと

特に，一般化線形混合モデルでは，ロジスティック混合モデルに見られるように変量効果 a_i は，正規分布に従うことが仮定されていたが，このモデルでは，変量効果の分布に対する仮定は，一切おかれていない．

一般化推定方程式 Y_{it} の分散を

$$V(Y_{it}) = v(X_{it}^T \beta)\phi$$

とする．ただし，$v(.)$ は既知の分散関数であり，ϕ は未知パラメータである．モデル (8.15) に含まれるパラメータ β の推定は，次の方程式を解くことにより行われる．

$$U(\beta) = \sum_{i=1}^{n} D_i^T V_i^{-1} \epsilon_i = 0.$$

この方程式のことを**一般化推定方程式**という．ただし

$$D_i = \begin{pmatrix} \partial g^{-1}(X_{i1}^T\beta)/\partial\beta_1 & \partial g^{-1}(X_{i1}^T\beta)/\partial\beta_2 \\ \partial g^{-1}(X_{i2}^T\beta)/\partial\beta_1 & \partial g^{-1}(X_{i2}^T\beta)/\partial\beta_2 \\ \partial g^{-1}(X_{i3}^T\beta)/\partial\beta_1 & \partial g^{-1}(X_{i3}^T\beta)/\partial\beta_2 \end{pmatrix}$$

$$V_i = A_i^{\frac{1}{2}} R(\theta) A_i^{\frac{1}{2}}$$

$$A_i = \begin{pmatrix} v(X_{i1}^T\beta) & 0 & 0 \\ 0 & v(X_{i2}^T\beta) & 0 \\ 0 & 0 & v(X_{i3}^T\beta) \end{pmatrix}$$

である．$R(\theta)$ は，未知パラメータ θ を含む対角成分が 1 の対称行列で，**作業相関行列**とよばれる．その役割等について，以下に説明を与える．

一般化推定方程式から得られる推定量の性質 一般化推定方程式 $U(\beta) = 0$ の解を $\hat{\beta}$ とする．$\hat{\beta}$ について，以下の著しい性質が成り立つ．

(1) モデル (8.15) が正しいとすると，$\hat{\beta}$ は，被験者数を無限大にしたときに，確率 1 で真のパラメータ β に収束する．

(2) $\hat{\beta}$ は被験者数が十分大きいとき，近似的に平均 β の正規分布に従い，その分散はサンドイッチ分散推定量により一致推定される．

(1) にあるような，被験者数を無限大にしたときに，目標とするパラメータに収束するとき，推定量は**一致性を持つ**といわれる．もちろん，被験者数が無限大になることは現実にはないのであるが，一致性は，被験者数がある程度大きければ，推定量が真の値に十分近いことを期待してよいことを示唆する．前節で扱った一般化線形混合モデルでは，回帰係数の推定量が一致性を有するには，各被験者内の相関も含めた同時確率密度の特定が正しいことが必要となる．これに対して，(1) が意味することは，一般化推定方程式による推定量は，(8.15) 式，すなわち，平均に対するモデルさえ正しければ，一致性を持つということである．

統計的な推測は，回帰係数の推定値のみが得られれば十分ではない．データのばらつきを加味した評価を信頼区間や仮説検定を用いて行うことが必要である．そのためには，回帰係数の推定量が従う確率分布を知る必要があり，

分散を推定する必要がある．(2) の主張は，**サンドイッチ分散推定量**とよばれる推定量を用いることで，回帰係数の推定量の従う確率分布を推定できること，すなわち，正規分布に基づいて，回帰係数に関する仮説検定や，信頼区間を構成することができることを示している．なお，サンドイッチ分散推定量の定義は割愛したが，興味ある読者は Fitzmaurice, et. al. (2004) を参照されたい．

作業相関行列 $R(\theta)$ は，被験者内の相関をモデル化した行列である．しかしながら，注意してほしいことは，(1)，および (2) に $R(\theta)$ に関する条件は何も登場していないということである．いい替えれば，$R(\theta)$ のモデル化をどのように行っても，回帰係数の適切な推定および仮説検定ができるということである．ただし，同一被験者内の真の相関を $R(\theta)$ として用いた場合に，推定精度がもっとも良くなることが知られている．そのため真の相関と考えられるモデルを用いるのが望ましいが，仮にそのモデル化が適切でなくとも妥当な推測が可能であり，そのため，$R(\theta)$ は"作業"相関行列とよばれるのである．実際のデータ解析では真の相関構造を正しく特定できている保障はなく，その特定に敏感になる必要がないという点で，一般化推定方程式の方法は優れている．作業相関行列としては，前小節でとりあげた無相関形，複合対称型，AR(1) 型，無構造型などを考えることができる．

8.3.4 一般化推定方程式による解析例

8.3.2 節と同じ例を，同じデータに基づいて一般推定方程式を用いて解析する．目的変数 Y_{it} は，エディンバラ産後うつ病自己調査票による評価値が 9 以上のとき 1，そうでないとき 1 の値をとる二値変数であった．

R のプログラムコード R には一般化推定方程式による推測を行う *gee* 関数がある．はじめに，一般化推定方程式における作業相関行列として，無相関型 (independence) の作業相関行列を用いた当てはめを考えよう．次は，そのための R コードの例である．

```
#---GEE with independent working correlation----
```

[P19] library(gee)
[P20] gee1<-gee(epds9~group3+t+factor(shokeiyn)+factor(kiseisaki),
        family=binomial,corstr="independence",data=data12)
[P21] summary(gee1)

　gee関数を利用するにはgeeパッケージをインストールしておく必要がある．[P19]がその部分である．目的変数epds9は二値変数であるので，[P20]において，$family = binomial$の指定をしている．$corstr = "independence"$が，作業相関行列を無相関型とする指定である．なお，データの読込み等については[P1]～[P18]を参照されたい．

計算結果　結果は以下のとおりである．

```
Coefficients:
                     Estimate Naive S.E. Naive z Robust S.E.
(Intercept)            -1.59      0.34    -4.73       0.40
group3                 -0.40      0.48    -0.83       0.59
t                      -0.05      0.02    -2.36       0.02
factor(shokeiyn)yes     1.74      0.44     4.00       0.58
factor(kiseisaki)実家  -2.08      0.44    -4.72       0.55
                     Robust z
(Intercept)            -4.00
group3                 -0.67
t                      -2.90
factor(shokeiyn)yes     3.01
factor(kiseisaki)実家  -3.77

Estimated Scale Parameter:  0.90
Number of Iterations:  1

Working Correlation
     [,1] [,2] [,3]
[1,]    1    0    0
[2,]    0    1    0
[3,]    0    0    1
```

　「Robust S.E.」が，分散をサンドイッチ推定量で推定したときの，各回帰係数の推定値に対する標準誤差 (SE) であり，それに基づく Z 統計量統計量が「Robust Z」に与えられている．「Z 統計量」とは，回帰係数の推定値

「Estimate」をその標準誤差「Robust S.E.」で割った統計量であり，Wald 統計量に他ならない．この統計量は，真の回帰係数が $=0$ であるという帰無仮説の下で，標準正規分布に従う．このことから，Z 統計量の絶対値が 1.96 が超える場合に有意水準 5% で有意差ありと判定される．したがって，group3 は有意ではない．「Robust S.E.」に加えて，「Naive S.E.」もプリントアウトされている．これは仮定したモデルが正しいと仮定した上で導かれる標準偏差であり，モデルの仮定が崩れた場合の頑健性（ロバストネス）が保障できないので，基本的には回帰係数の推測の際には「Robust S.E.」，および「Robust z」を用いるべきである．

無相関型以外の作業相関を指定するには，複合対称型の場合は $corstr = "excahgeable"$，無構造型の場合は $corstr = "unstructured"$ などとすればよい．

8.3.5 二つの方法の使い分けと解析結果の解釈

非正規データに対するくり返しデータの解析について，一般化線形混合モデルと一般化推定方程式による二つの方法があることを紹介した．一方は，条件付き線形モデル，他方は周辺分布の期待値に対する線形モデルに基づく解析であった．正規分布に従うくり返しデータの場合は，これらのモデルに基づく解析では，同じ解析結果が得られるので使い分けや解釈の問題は生じない．しかしながら，非正規分布に従うデータの場合，そうではない．本節では，一般化線形混合モデルと一般化推定方程式モデルの使い分け，および解析結果の解釈について解説する．

さて，同一被験者をくり返し測定するとその被験者特有の反応パターンが見えてくる．一般化線形混合モデルは，被験者間のバラツキを表す確率変数 b_i を導入し，b_i が与えられたと条件付けたとき被験者特有の反応パターンを線形モデル $X_{it}^T \beta$ で表してモデル化を行っている．被験者個人に視点をすえると，このモデルは全被験者に共通したパラメータベクトル β を用いて反応変数 Y_{it} と説明変数 X_{it} の関連性説明するモデルである．いい替えれば，β は個体差を調整したパラメータベクトルと解釈できる．このことを具体的に，

次の例で明らかにしよう．

例 8.4 反応変数 Y_{it} が二値で説明変数を年齢 AGE_i とする，次のロジスティック混合モデルを考える．くり返し測定時点は $t = 1, 2, 3$ としておく．

$$\log\left\{\frac{P[Y_{it} = 1|a_i, \mathrm{AGE}_i]}{1 - P[Y_{it} = 1|a_i, \mathrm{AGE}_i]}\right\} = \mu + a_i + \alpha \mathrm{AGE}_i$$

このとき，次式が導かれる．

$$\log\left\{\frac{P[Y_{it} = 1|a_i, \mathrm{AGE}_i]}{1 - P[Y_{it} = 1|a_i, \mathrm{AGE}_i]} \bigg/ \frac{P[Y_{it} = 1|a_i, \mathrm{AGE}_i - 1]}{1 - P[Y_{it} = 1|a_i, \mathrm{AGE}_i - 1]}\right\} = \alpha.$$

この式は，AGE_i に対する回帰係数 α が，年齢が 1 歳違う場合のオッズ比の対数変換（対数オッズ比）として解釈できることを示している．このオッズ比は，個体 a_i で条件付けられたオッズの比であることから**個体差を調整した調整オッズ比**という．このロジスティック混合モデルは，共通のオッズ比をもつ個体が，個体ごとにばらついているモデルを表している．

他方，一般化推定方程式のモデルは (8.15) 式から明らかなように，個体の変動を表す確率変数を考慮していない．したがって，一般化推定方程式によって推定される β の推定量 $\hat{\beta}$ は，個体差を調整したものではない．

例 8.4（つづき） 一般化推定方程式のモデルは (8.15) 式に対応するロジスティック回帰モデルは

$$\log\left\{\frac{P[Y_{it} = 1|\mathrm{AGE}_i]}{1 - P[Y_{it} = 1|\mathrm{AGE}_i]}\right\} = \mu + \alpha \mathrm{AGE}_i \tag{8.16}$$

で与えられ

$$\log\left\{\frac{P[Y_{it} = 1|\mathrm{AGE}_i]}{1 - P[Y_{it} = 1|\mathrm{AGE}_i]} \bigg/ \frac{P[Y_{it} = 1|\mathrm{AGE}_i - 1]}{1 - P[Y_{it} = 1|\mathrm{AGE}_i - 1]}\right\} = \alpha$$

となる．つまり，α は年齢が 1 歳違う場合のオッズの対数変換（対数オッズ比）として解釈される．しかし，このオッズ比が個体差を調整したオッズ比ではないことに注意したい．モデル式では，年齢の係数は一般化線形混合モデルと同じ α で表されている．しかしながら，推定値は異なってくる．

前節で，くり返し測定データの特徴は「被験者間の個体差」と「被験者内の反応の特有のパターン」であることを指摘した．一般化線形混合モデルは，「被験者間の個体差」に着目してモデル化を行っている．他方，一般化推定方程式のモデルは「被験者内の反応の特有のパターン」に着目してモデル化を行っているとみなすことができる．周辺分布に視点をすえ，このパターンを測定時点間の相関としてとらえ，様々なパターンの相関行列を当てはめてみて，最も当てはまりがよい相関行列を利用してパラメータを推定するのである．二つのモデルの使い分けは，この着目の違いを理解すれば，自ずから明らかであろう．

8.3.6 欠測データの解析

これまでの説明では，測定時点は $t = 1, 2, 3$ の3時点とし，すべての時点で反応変数が測定されることを仮定して説明した．示した式はそのまま，より多くの時点で評価される場合も考えることができる．ある時点で被験者の追跡が困難となり，その時点以降の測定値がないとき，脱落という．医学研究では，有害事象の発現，あるいは効果不十分であることに伴う治療の中止などの理由により，脱落被験者がしばしば生ずる．あるいは，何らかの理由で，ある特定の時点の測定値のみが得られないような場合もありえる．このような，意図している測定が一部の被験者で行われないとき，データは欠測であるといわれる．一般化線形混合モデルあるいは一般化推定方程式のいずれの方法も，必ずしもすべての症例で，$t = 1, 2, 3$ のすべての時点での測定値がそろっている必要はなく，そのような状況でも回帰係数の推定値を得ることができる．ただし，前節で示した式はそのままでは利用することができず，記号の修正を行う必要がある．欠測があっても推定値を得ることはできるが，欠測がどのように生じているかにより，結果の妥当性が変わってくる．

欠測データは，Missing Completely At Random (MCAR), Missing At Random (MAR), Missing Not At Random (MNAR) の三つに分類され，理解されることが多い．MCAR は，欠測するか否かが評価変数と独立に生じることを意味している．つまり，MCAR とは，無作為にデータが欠測になって

いることを意味している．MARは，欠測するか否かが，評価変数に依存するものの，未測定の部分には依存しないことを意味している．明らかにMCARならば，MARである．MARでない場合は，MNARとよばれる．

一般化線形混合モデルのように最尤法に基づいてパラメータを推定する場合には，MARの仮定のもとで，パラメータ推定は妥当であることが知られている．一方で，一般化推定方程式の場合には，より強い仮定であるMCARの仮定が必要となる．一般化推定方程式のほうが，同時分布を完全に特定する必要がなく，緩やかな仮定で妥当な推測が可能であったが，欠測メカニズムについては，より強い仮定を要求していることになる．

参考文献

Fitzmaurice, G. M., et al.(2004): *Applied Longitudinal Analysis*. John Wiley and Sons, Inc., Hoboken, New Jersey.

索 引

記号・数字

σ_ε^2 の推定	111
σ_X^2 と ρ の推定	104
σ_Y^2 の推定	104
$\widehat{\theta}_j$ の不偏性	112
$\widehat{\theta}_j$ の分散	112

アルファベット

constancy assumption	95
CPRM モデル	122, 123
cross-over 試験	133
cross-over デザイン	133
Forest プロット	26
full モデル	126
Intention To Treat (ITT) の原則	23
IUT 法	87
O'Brein-Flleming 型	64
outcome measure	2
parallel デザイン	133
Pocock 型	64
PPS	93
Pre-Post	99
Pre-Post デザイン	99
reduced モデル	126
Slud-Wei 法	60
TOST	84
treatment	1

あ行

アッセイセンシティビティ	93
アルファ消費関数	60, 63
一致性を持つ	176
一般化可能性	26
一般化推定方程式	170, 174, 175
一般化線形混合モデル	170, 171
一般化線形モデル	170
ウォッシュアウト期間	133
オープンラベル試験	12

か行

外的妥当性	26
介入効果の検定	103, 113
介入効果の推定	102
確率打ち切り法	76
確率過程	68
過パラメータ化	119
棄却域	39
帰無仮説	32
級内相関	138
共分散分析	107
共変量	99
くり返し測定データ	153
経時測定データ	153
系統的エラー（バイアス）	3
欠測データ	155
決定論的な最小化法	21
検出力	38
検出力関数	37
検定の多重性	58
交互作用	108
交絡因子	99
個体差を調整した調整オッズ比	180

固定効果	158, 160
固定割付け	15
混合モデル	136

さ行

最小化法	20
サイズ α	39
最大の解析対象集団	24
作業相関行列	176
サンドイッチ分散推定量	177
閾値	122
閾値をもつ直線	122
時期の相関と混合モデル	137
試験実施計画書に遵守した解析対象集団	24
試験薬 T と標準薬 R は生物学的に同等である	84
周辺モデル	170
周辺尤度	172
出版バイアス	96
順序効果モデル	146
情報時間	67
情報分数	67
水準 α	39
スコア	102
正規確率過程	68
静的割付	15
生物学的に同等	145
線形混合モデル	158, 160
層別置換ブロック法	16, 19
層別割付法	15
ソフトな評価項目	13

た行

第一種の誤り	37
第一種の誤り (type I error) の起こる確率	38
対照群	1
第二種の誤り	37
対比	115
対立仮説	32
多群に対する介入効果の検定	115
単純無作為化	15
単盲検	12
置換ブロック法	16, 17
中間解析	58
調整済み平均効果	115
デザイン要素	6
統計的仮説	31
動的割付	15, 20
同等性 (equivalence) の仮説	34
同等性マージン	84
独立した統計家	80
独立データモニタリング委員会	80

な行

| 内的妥当性 | 26 |
| 二重盲検 | 12 |

は行

ハードな評価項目	13
パラメータ θ_j と β の推定	108
パラメーター空間	32
比較可能性	15
比較群	1
比較試験	2
非決定論的な最小化法	21
非心 χ^2 分布に従う	54
非心 F 分布に従がう	54
非心 t 分布に従う	54
非劣性 (non-inferiority) の仮説	35
非劣性マージン	89
部分集団解析	26
プラセボ効果	11
ブロック	17
ブロックサイズ	17
変化点	122
変量効果	158, 160

ま行

マスク化	12
無作為化臨床試験	2
無作為割付	15
盲検化	12
持ち越し効果	134, 146

や行

薬剤と時期の交互作用	146
有意性 (significance) の仮説	34
優越	35
優越性 (superiority) の仮説	35
優越性試験	92
予見性	14
予後因子	18, 99

ら行

ランダムエラー	3
リンク関数	171
臨床仮説	31
臨床的に同等	34
ロジスティック混合モデル	171
ロジスティックリンク関数	172

著者略歴

角間 辰之（かくま　たつゆき）
1990 年　エール大学大学院博士課程(Biostatistics) 修了, Ph.D.
1990 年　コーネル大学メディカルセンター医学統計助手
1993 年　コーネル大学医学部精神科　　Biostatistics 講師
1993 年　コーネル老人感情障害臨床研究センター　医学統計・情報部部長
2000 年　コーネル大学医学部精神科　　Biostatistics 助教授
2001 年　日本赤十字九州国際看護大学　情報科学・保健統計教授
2005 年　久留米大学バイオ統計センター教授
　　　　 現在に至る

服　部　　聡（はっとり　さとし）
1994 年　東京工業大学理工学研究科情報科学専攻博士前期課程修了
1994 年　日本ロシュ株式会社臨床開発本部統計解析室
2001 年　北里大学薬学研究科臨床統計学専攻博士後期課程修了
2002 年　同校 臨床統計学博士
2002 年　中外製薬株式会社臨床開発本部臨床統計部
2005 年　久留米大学バイオ統計センター博士研究員
2008 年　久留米大学バイオ統計センター准教授
　　　　 現在に至る
主な著作は以下の通り
『バイオ統計シリーズ 6 ゲノム創薬のためのバイオ統計』（近代科学社, 2011）

バイオ統計シリーズ 2
臨床試験のデザインと解析
―― 薬剤開発のためのバイオ統計 ――

ⓒ 2012 Tatsuyuki Kakuma & Satoshi Hattori
Printed in Japan

2012 年 9 月 30 日　初版発行

著　者	角　間　辰　之
	服　部　　　聡
発行者	小　山　　透
発行所	株式会社 近代科学社

〒 162-0843　東京都新宿区市谷田町 2-7-15
電　話　03-3260-6161　振替　00160-5-7625
http://www.kindaikagaku.co.jp

藤原印刷　　　　　　　ISBN978-4-7649-0430-9
　　　　　　　　定価はカバーに表示してあります.